RÉUSSIR L'INTERNAT

Collection dirigée par J.-S. HULOT

DERMATOLOGIE

Docteur Hervé MAILLARD

Docteur Philippe CÉLÉRIER

Docteur Corina BARA

Docteur Nadia DELORME

ellipses

◆ Dans la même collection ◆

- *Cancérologie*, F. Scotté, P. Colonna, J.-M. Andrieu
- *Cardiologie*, Ph. Acar, J.-S. Hulot
- *Gynécologie – Obstétrique*, D. Luton, O. Sibony, M. Lecat
- *Hématologie*, S. Choquet
- *Immunopathologie, allergologie et réaction inflammatoire*, B. Sauvezie
- *Maladies infectieuses*, P. Tattevin
- *Médecine légale*, T. Faict
- *Néphrologie*, Collège Universitaire des Enseignants de Néphrologie
- *ORL et chirurgie cervico-faciale*, S. Albert, H. Bozec
- *Orthopédie – Traumatologie*, D. Poitout, G. Versier
- *Pédiatrie*, A. Labbé
- *Psychiatrie de l'adulte, de l'enfant et de l'adolescent*, L. Karila, V. Boss, L. Layet
- *Rhumatologie*, D. Poitout, A.-L. Demoux

ISBN 2-7298-1785-9

www.editions-ellipses.fr

◆ Avant-propos ◆

À notre époque où la médecine s'enrichit de techniques de plus en plus élaborées, la Dermato-vénéréologie demeure une des spécialités où l'examen clinique conserve une place primordiale dans la démarche diagnostique. En effet, la peau, en tant qu'enveloppe corporelle, est l'organe le plus accessible. Pourtant, combien de cancers cutanés ou autres maladies cutanées souffrent souvent d'un retard diagnostique ? Ce constat reflète bien la complexité mais aussi la richesse de la sémiologie dermatologique.

Cette spécialité occupe une place privilégiée au carrefour de toutes les autres disciplines : immuno-allergologie, cancérologie, pédiatrie, endocrinologie, gynécologie, hématologie, infectiologie, néphrologie, système nerveux et ostéo-articulaire, pharmacologie... elle fait partie intégrante de la médecine interne. Elle est en étroite connexion avec le psychisme, car certaines dermatoses peuvent être affichantes et leur caractère chronique engendre parfois des syndromes dépressifs et des difficultés socio-professionnelles. Elle offre au dermatologue une discipline médico-chirurgicale avec la chirurgie dermatologique, les auto-greffes cutanées en pastilles ou filets. Par ailleurs, les confrontations anatomo-cliniques tiennent une place prépondérante dans la prise en charge des patients et les connaissances histo-pathologiques font partie de la « panoplie » du dermatologue.

Le dermatologue doit rester le référent de la prise en charge des cancers cutanés. En effet, son œil entraîné reste le plus sensible pour la détection des mélanomes pour lesquels la prévalence ne cesse de progresser. Avec le recul, on s'est aperçu que les lymphomes cutanés ont leur spécificité et qu'ils ne peuvent être considérés comme les lymphomes ganglionnaires.

Tous les progrès de la médecine se sont appliqués à la dermatologie tels ceux de la biologie moléculaire, de la génétique et du diagnostic anténatal, de l'imagerie médicale avec notamment la recherche du ganglion sentinelle dans les mélanomes épais et le TEP..., de l'informatique, de la pharmacologie... Ces dernières années nous ont permis de vivre l'essor thérapeutique des antiviraux, de nouveaux antihistaminiques, d'antibiotiques, d'immunosuppresseurs immunomodulateurs, de facteurs de croissance, de la toxine botulique qui, non seulement répond à des indications esthétiques, mais qui est aussi efficace dans le traitement de l'hyperhidrose... La cicatrisation peut être désormais mieux contrôlée et les techniques de biotechnologie nous permettent d'obtenir des autogreffes de kératinocytes par culture et des substituts dermiques.

L'avenir devrait nous permettre d'élucider les mécanismes intimes des génodermatoses, du psoriasis, du vitiligo... il nous permettra aussi de récolter les fruits de la prévention du mélanome, des infections sexuellement transmissibles.

Par cet ouvrage, nous souhaitons répondre aux exigences de l'internat mais aussi offrir un panel attractif pour faire découvrir cette discipline si vaste...

Hervé Maillard

◆ Liste des auteurs ◆

- Docteur Corina BARA, service de Dermatologie, Centre Hospitalier, Le Mans.
- Docteur Philippe CÉLÉRIER, chef de service, service de Dermatologie, Centre Hospitalier, Le Mans.
- Docteur Nadia DELORME, chef de clinique assistant, service de Dermatologie, CHU Anger.
- Docteur Hervé MAILLARD, Praticien Hospitalier, service de Dermatologie, Centre Hospitalier, Le Mans.

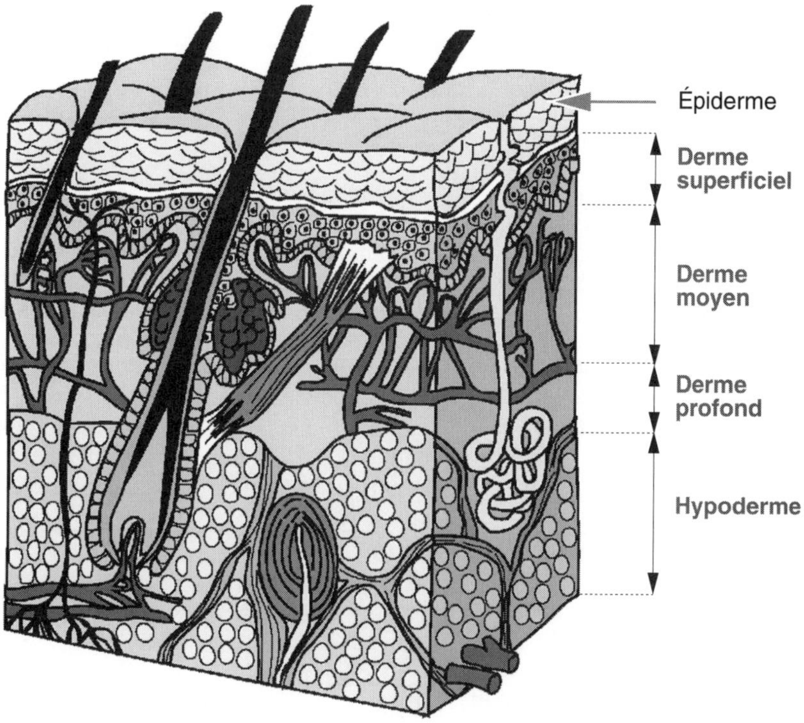

Coupe de la peau

➤ LÉSIONS ÉLÉMENTAIRES

TYPE		MÉCANISME	EXEMPLES
MACULE ⟵ 0,5-1 cm ⟶ PLAQUE Lésion sans relief ni infiltration			
Érythémateuse	rose ou rouge, s'effaçant à la vitropression	hyperhémie inflammatoire dermique	exanthème viraux, toxidermic
Vasculaire	rouge, s'effaçant à la vitropression bleuté acral ou réticulé	dilatation vasculaire dermique ralentissement du débit sanguin	télangiectasie, angiome plan acrocyanose, livedo
Purpurique	**ne s'effaçant pas à la vitropression** rouge-violacé, ocre	extravasation de sang dans le derme	purpura thrombopénique capillarite
Pigmentaire	ne s'effaçant pas à la vitropression brune, accentuée par la lumière de Wood brune, diffuse, plus marquée en zones découvertes gris ardoisé, non accentuée par la lumière de Wood bleutée, non accentuée par la lumière de Wood métallique jaune orangée	pigment mélanique épidermique hypermélanose par hyperfonctionnement hypermélanose post-inflammatoire dermique hypermélanocytose dermique non inflammatoire dépôts dermiques de métaux dépôts dermiques de carotène	tâche café au lait, éphélide, lentigine maladie d'Addison, hémochromatose érythème pigmenté fixe, séquelles d'exanthème… tâche mongolique surcharge médicamenteuse (argyrie…) hypercaroténémie
Achromique	accentuée par la lumière de Wood non accentuée par la lumière de Wood	hypomélanose vasoconstriction permanente localisée dermique diminution d'hémoglobine circulante	albinisme, vitiligo, séquelle post-inflammatoire nævus anémique anémie
PAPULE ⟵ 1-2 cm ⟶ PLACARD papuleux Élevures saillantes circonscrites solides ne contenant pas de liquide			
Superficielle	non folliculaire souple ombiliquée folliculaire rugueuse	hyperacanthose, hyperkératose, épaississement corps muqueux acanthose, kératinocytes en grappe avec inclusion hyperkératose	verrue plane molluscum contagiosum kératose folliculaire, pityriasis ruba pilaire
Infiltrée	œdémateuse en peau d'orange purpurique fixe, ferme érythémateux, inflammatoire	œdème dermique extravasation de sang et infiltrat dans le derme dépôt amorphe par surcharge métabolique infiltrat cellulaire dermique	urticaire vascularite mucinose, amylose, xanthome syphilis, lymphome
Mixte	pourpre avec réseau blanchâtre, squameux	hyperplasie épidermique + infiltrat dermique	lichen plan

CHAPITRE 1[1] ➤ DERMATOSES FACIALES : ACNÉ, ROSACÉE, DERMATITE SÉBORRHÉIQUE

Deuxième partie.
Maladies et grands syndromes

I. ACNÉ

L'acné est une dermatose inflammatoire des follicules sébacés, très fréquente, affectant **près de 90 % des adolescents**. Elle débute avant la puberté par une séborrhée, dès l'âge de 8-9 ans. L'acné devient manifeste en moyenne à l'âge de 12 ans chez les filles, et 13 ans chez les garçons. L'évolution est spontanément régressive dans la majorité des cas avant l'âge de 20 ans.

A. Diagnostic

1. LÉSIONS ÉLÉMENTAIRES

- **La séborrhée :**
  - condition préalable au développement des lésions acnéiques ;
  - la peau a un toucher gras, surtout sur le nez, le front, les joues. Elle affecte aussi le cuir chevelu et les concavités de pavillons auriculaires.
- **Les comédons :**
  - ce sont les points noirs ou petits bouchons cornés de 1 à 3 mm situés dans les orifices de follicules sébacés. Ils sont faciles à exprimer par la pression des doigts, ou à l'aide d'un tire-comédon.
- **Les microkystes :**
  - ce sont des petites élevures blanches (points blancs), de 2-3 mm, qui correspondent à l'accumulation de sébum et de kératine mélangés à des colonies bactériennes. Lorsque la paroi de ces kystes se rompt dans le derme, des phénomènes inflammatoires apparaissent pour constituer des papules et des pustules.
- **Les papules :**
  - ce sont des lésions inflammatoires inférieures à 5 mm de diamètre, à type d'élevures rouges, fermes, douloureuses, pouvant évoluer vers la résorption ou la formation de pustules.

1. Question n° 232 du programme officiel. (Hervé MAILLARD)

- **Les pustules :**
  - ce sont habituellement des papulo-pustules où la papule est centrée par un contenu purulent jaune.
- **Les nodules :**
  - ce sont des lésions inflammatoires profondes, évoluant vers l'abcédation, la rupture et la formation de cicatrice. Leur diamètre est supérieur à 5 mm.

2. FORMES CLINIQUES DE L'ACNÉ

■ Formes communes

- **Acné rétentionnelle :**
  - elle associe séborrhée, comédons, microkystes, surtout sur le nez, les joues, le front, voire les épaules, et les conques auriculaires.
- **Acné papulo-pustuleuse :**
  - sur le visage, le thorax et les régions scapulaires. Elle coexiste sur un fond de séborrhée à des comédons, des microkystes, des papules et des pustules.

■ Formes graves

- **Acné nodulaire :**
  - cette forme d'acné débute à la puberté comme une acné ordinaire, mais s'étend progressivement au cou, au tronc, aux fesses et aux racines des membres. La peau est couverte de comédons, de microkystes, de kystes folliculaires de grande taille. Ces lésions évoluent vers une cicatrice.
- **Acné conglobata :**
  - les lésions rétentionnelles évoluent vers des papules, des pustules et des abcès, formant des sinus de drainage, des tunnels suppuratifs et fistulisés. Ces derniers laissent des cicatrices déprimées, souvent pontées par des brides de peau résiduelles.
- **Acné fulminante :**
  - c'est la forme la plus grave, touchant plus fréquemment l'homme. Les nodules inflammatoires et suppuratifs sont nombreux, évoluant vers des ulcérations nécrotiques, associés à une fièvre à 39-40° C, des myalgies, des arthralgies, une altération de l'état général, et une hyperleucocytose marquée.

3. FORMES ÉTIOLOGIQUES PARTICULIÈRES DE L'ACNÉ

- **Acné néo-natale et infantile :**
  - c'est l'acné transitoire du nouveau-né, due aux androgènes maternels.
- **Acné médicamenteuse :**
  - médicaments incriminés : androgènes, contraceptifs œstro-progestatifs (progestatifs du groupe norstéroïde acnéïgène), cor-

ticoïdes, anti-épileptiques, Dantrolène (figure 1, cahier couleur), et plus rarement les anti-tuberculeux, la vitamine B12, les allogènes, le Lithium, les immunosuppresseurs comme l'Azathioprine et la Ciclosporine ;
  - les éruptions acnéïformes médicamenteuses se distinguent des acnés pérennisées par leur aspect monomorphe, surtout papuleux et pustuleux.
- **Acné exogène :**
  - ils apparaissent sous l'effet sur la peau d'huile minérale, comédogènes : ce sont les boutons d'huile, des cuisses, des bras, chez les garagistes, mécaniciens... ;
  - les acnés aux cosmétiques sont liées à la présence d'huile végétale ou de vaseline.
- **Acné révélant une endocrinopathie :**
  - y penser devant une acné féminine grave et résistante aux traitements, lorsqu'il existe des signes d'hyperandrogénie : hirsutisme, alopécie, troubles des règles (aménorrhée, oligoménorrhée). Un bilan hormonal est alors justifié : en dépistage, on réalisera un dosage de Testostérone et de Delta 4 androstenedione. La cause la plus fréquente est une maladie des ovaires polykystiques.
- **Acné excoriée :**
  - forme presque exclusivement féminine. Les lésions sont provoquées par des manipulations agressives des lésions d'acné minime. Elles témoignent de difficultés psychologiques, le plus souvent bénignes.

4. DIAGNOSTICS DIFFÉRENTIELS

- Folliculite infectieuse à germe banal : furoncle des régions pileuses, pseudo-folliculite de la barbe par inclusion de tiges pilaires.
- Lésions papulo-pustuleuses non folliculaires comme la rosacée où l'absence de comédon et de microkyste est utile au diagnostic.
- Angiofibrome de la sclérose tubéreuse de Bourneville.

B. Physiopathologie de l'acné

Les lésions élémentaires de l'acné sont liées à trois grands facteurs :
- la séborrhée ;
- la kératinisation de l'infundibulum pilaire ;
- les activités de la flore microbienne.

1. LA SÉBORRHÉE

La sécrétion du sébum est déclenchée et entretenue par la dihydrotestostérone produite dans les glandes sébacées par la V alpha-réductase de type 1, à partir de la testostérone libre d'origine testiculaire d'une part, de la dehydro-épiandrostérone et de la Delta 4 androstenedione d'origine surrénalienne d'autre part. La surrénale est la principale source d'androgène chez la femme. L'acné sévère résulte le plus souvent d'une hyperactivité locale de la V alpha-réductase.

2. KÉRATINISATION INFUNDIBULAIRE

La formation du comédon passe par une kératinisation de la partie profonde de l'infundibulum des follicules sébacés. L'hyperkératose entraîne l'obstruction du follicule et la rétention du sébum.

3. FACTEURS MICROBIENS ET INFLAMMATOIRES

Le sébum est sécrété et excrété vers la surface de la peau pour former le film lipidique de surface. Lors de son excrétion, il s'enrichit en acide gras libre qui est le fait de la flore anaérobie des follicules sébacés (*Propionibacterium acnes* = *P. acnes*). Cette bactérie a la faculté d'activer le complément et le chimiotactisme des polynucléaires neutrophiles qui seront responsables de la rupture des follicules.

C. Traitement de l'acné

1. MOYENS THÉRAPEUTIQUES

■ Traitement local

- **Dérivés de la vitamine A acide :** acide rétinoïque, tretinoïne, acide 13 cisrétinoïque, isotrétinoïne et adapalène. Ils agissent comme kératolytiques sur les comédons et les microkystes. L'adapalène présente aussi des propriétés anti-inflammatoires.
- **Peroxyde de benzoyle** : comédolytique et anti-bactérien, agissant sur le *P. acnes*. Il se décompose au contact de la peau en acide benzoïque et en oxygène.
- **Antibiotiques locaux** : il en existe deux : l'érythromycine et la clindamycine, qui agissent sur la flore bactérienne comme anti-inflammatoire.

■ Traitement général

- **Antibiotiques :** cyclines (tétracycline, doxycycline, lymécycline et minocycline), macrolides (érythromycine, roxithromycine). Ils agissent comme anti-bactériens et anti-inflammatoires.
- **Isotrétinoïne :** elle inhibe de façon puissante la sécrétion sébacée.
- **Hormonothérapie :** association d'un œstrogène et d'un anti-androgène inhibant la V alpha réductase (acétate de ciprotérone), peut être prescrite dans l'acné féminine.

2. INDICATIONS

Le choix du traitement dépend du type, de l'étendue et du degré de gravité de l'acné.

■ Conseils

- Ne pas presser les comédons.
- Les nettoyages de peau ne peuvent être qu'un complément éventuel au traitement.
- Il est inutile, voire préjudiciable de passer un désinfectant sur les lésions.
- Certains cosmétiques pérennisent l'infection.
- Le soleil réduit transitoirement le caractère inflammatoire des lésions, mais facilite la comédogénèse, et l'amélioration estivale est généralement suivie d'une poussée d'acné en automne.
- Pas de régime alimentaire.
- **Acné purement rétentionnelle** : rétinoïde topique à une application par jour.
- **Acné modérément inflammatoire** : association d'un rétinoïde avec un Peroxyde de benzoyle ou un antibiotique local. S'il y a peu de lésions rétentionnelles, on peut choisir un Peroxyde de benzoyle ou une antibiothérapie locale. À noter la décoloration des vêtements par le Peroxyde de benzoyle.
- **Acné papulo-pustuleuse** : antibiothérapie générale d'au moins trois mois.

  Les cyclines nécessitent des conseils d'éviction ou de protection solaire.
- **Acné résistante aux traitements classiques/acné grave** : isotrétinoïne (ROACCUTANE®). Nécessité pour les femmes d'une contraception orale efficace, d'un dosage mensuel des βHCG plasmatiques avant tout renouvellement d'ordonnance **en raison de sa tératogénicité.** Doses : 0,5 à 0,6 mg/kg/jour jusqu'à une dose cumulée d'environ 120 mg/kg pour éviter les récidives.

II. ROSACÉE

Dermatose faciale fréquente atteignant principalement les adultes après l'âge de 20 ans, avec une prédominance féminine.

A. Diagnostic

Quatre stades, mais le passage par tous les stades n'est pas obligatoire.

1. STADE 1 DES BOUFFÉES VASOMOTRICES (VERS 20 ANS)

- Poussée soudaine de rougeurs paroxystiques du visage et du cou, avec sensation de chaleur, sans signe systémique (flushs).
- Déclenchement par changement de température, absorption de boisson chaude ou d'alcool.

2. STADE 2 ÉRYTHÉMATO-TÉLANGECTASIQUE (VERS 30 ANS)

- Zone malaire érythémateuse, avec dilatation des capillaires, constituant la couperose.
- Atteinte des joues, du menton, et parfois de la partie médiane du front.

3. STADE 3 DES PAPULO-PUSTULES (VERS 40 ANS)

- Sur un fond d'érythème, se développent des papules et des pustules de quelques millimètres de diamètre, sans comédon.
- Respect de la zone péri-buccale.

4. STADE 4 DU RHINOPHYMA (VERS 50 ANS OU PLUS TARD)

- Phase tardive qui touche principalement les hommes.
- Nez augmenté de volume, rouge, avec des orifices folliculaires dilatés. La peau s'épaissit progressivement et le nez prend l'aspect classique de la trogne, sans que l'alcool ne soit forcément en cause.

B. Diagnostic différentiel

1. ROSACÉE STÉROÏDIENNE

- Induite par une corticothérapie locale prolongée sur le visage.
- Érythème desquamatif associé à des télangiectasies du visage.

2. LUPUS ÉRYTHÉMATEUX, DANS LES PHASES PRÉCOCES

- Il n'y a pas de bouffée vasomotrice, ni de papulo-pustule dans le lupus.

3. ACNÉ

- La composante rétentionnelle de l'acné est absente de la rosacée, de même que la séborrhée.

4. DERMATITE SÉBORRHÉIQUE

- Fond érythémateux parsemé de squames grasses.
- Localisation : aile narinaire, sourcil, visière antérieure du cuir chevelu.

C. Évolution

- Évolution chronique, avec poussées de papules et de pustules sur un fond érythémateux et télangiectasique.
- Une fois installé, le rhinophyma ne régresse plus, et n'est sensible à aucun traitement médical.

■ Associations pathologiques

- Signes oculaires :
  - sécheresse symptomatique ou non ;
  - conjonctivite et blépharite fréquentes ;
  - kératite ou autre complication grave possible.

D. Physiopathologie

- Anomalie de la vascularisation faciale qui se traduit par des bouffées vasomotrices et la couperose.
- Œdème permanent du derme qui pourrait favoriser une colonisation accrue par DEMODEX (acarien présent habituellement dans les follicules du visage). Ce parasite pourrait déclencher ici des phénomènes inflammatoires se traduisant par des papules et des pustules.

E. Traitement

1. FORME MINEURE

- Gel et crème à base de Métronidazole (une application par jour pendant trois mois). Les récidives imposent le renouvellement d'une cure.

2. FORME PLUS DIFFUSE

- Antibiothérapie générale par Cycline : Doxycycline, à 100 mg/jour pendant au moins trois mois.
- Association de Doxycycline *per os* et Métronidazole locale, relayés par Métronidazole seule au long cours.

3. ÉRYTHÈME ET COUPEROSE

- Électrocoagulation ou laser vasculaire (KTP, laser à colorant pulsé).

4. RHINOPHYMA

- Traitement chirurgical ou traitement à l'aide de laser CO_2.

III. DERMATITE SÉBORRHÉIQUE

La dermatite séborrhéique (DS) est une dermatose chronique assez fréquente (prévalence 1 à 3 % en France). Le sébum ne joue probablement qu'un rôle accessoire, favorisant la prolifération d'une levure lipophile de la peau, le *Malassezia furfur.*

A. Diagnostic

1. DS DE L'ADULTE

Le visage est la localisation la plus fréquente et la plus typique.

■ Atteinte du visage

- Plaques plus ou moins érythémateuses, recouvertes de petites squames grasses dans les zones où prédomine la séborrhée : sillons naso-labiaux, sourcils, glabelle, lisière antérieure du cuir chevelu...
- Dans les formes étendues : atteinte du menton et des bords ciliaires des paupières (blépharite séborrhéique).
- Elle touche le plus souvent les hommes adultes, de 18 à 40 ans. La DS atteint également le cuir chevelu réalisant au minimum un état pelliculaire ou *Pityriasis capitis* (cf. *infra*). En général, les lésions sont asymptomatiques (prurit, voire sensation de brûlure possibles). La DS est aggravée par les stress émotionnels et s'améliore spontanément en été.

■ État pelliculaire du cuir chevelu

- Forme clinique la plus banale et la plus fréquente de la DS.
- Cuir chevelu non érythémateux, recouvert de petites squames non adhérentes, facilement détachées lors du coiffage et par les shampooings, saupoudrant le cou et les épaules. Dans les formes sévères, il existe un aspect de casque engainant des touffes de cheveux (*Pityriasis amiantacé*).

■ DS du tronc

- Plaques annulaires ou circinées au niveau du cou et du tronc.
- Bordure squameuse, se localisant typiquement à la face antérieure du thorax (région pré-sternale).

- Atteinte des zones pileuses et des régions génitales, du pubis, du périnée et de la vulve possible.

2. DS DU NOUVEAU-NÉ ET DU NOURRISSON

- Elle débute après la 2e semaine de vie des nouveau-nés par ailleurs en bonne santé. L'aspect est celui de croûtes jaunes du cuir chevelu (croûtes de lait) et du visage. Une dermite du siège et des squames grasses des plis axillaires sont possibles.
- Dans les formes étendues et extensives, une érythrodermie (dite de Leiner-Moussous) peut survenir. L'évolution est le plus souvent spontanément favorable.

3. FORMES CLINIQUES SELON LE TERRAIN

- DS plus fréquente chez les patients atteints de la maladie de Parkinson et de syndromes extra pyramidaux iatrogènes.
- Association préférentielle chez des patients alcooliques chroniques et chez des patients traités pour des carcinomes des voies aéro-digestives supérieures.
- DS plus particulièrement associée à l'infection VIH, survenant dans 40 % des cas chez les sujets séropositifs, et jusqu'à 80 % des cas chez les malades au stade SIDA. C'est dans ces formes, que le rôle du *Malassezia furfur* a été le plus clairement suspecté.

> Une DS grave et/ou chronique, doit conduire à réaliser un test de dépistage du VIH.

4. DIAGNOSTIC DIFFÉRENTIEL

■ Psoriasis des régions séborrhéiques (« sebopsoriasis »)

- Il est à la limite du diagnostic différentiel.
- La DS et le psoriasis du cuir chevelu et du visage sont impossibles à différencier cliniquement. Ce sont les localisations extra-faciales et les antécédents qui permettent de séparer les deux entités.

■ Dermatite atopique

- Chez le nourrisson, une érythrodermie de Leiner-Moussous pourrait constituer un mode de début d'une dermatite atopique ou d'un psoriasis.
- Chez l'adulte, le diagnostic est parfois difficile lorsque la dermatite atopique ne persiste qu'à la tête et au cou. Toutefois, elle déborde largement les localisations typiques des régions séborrhéiques.

Dermatite mixte de la face

- Il s'agit d'un tableau de plus en plus fréquemment reconnu, associant des lésions de DS et des lésions de rosacée (« syndrome de visage rouge irritable »).

Lupus érythémateux chronique

- Dans les formes très squameuses (mais lésions et topographie différentes).

B. Physiopathologie

- La DS survient dans les régions dites séborrhéiques (définies à partir de la puberté) ou, dans certaines conditions, associée à une peau grasse. Toutefois, le rôle du sébum n'est pas clairement démontré et notamment il n'a pas été trouvé de différence quantitative ou qualitative des lipides de la surface cutanée entre des malades et des témoins.
- Le rôle du *Malassezia furfur* a été suspecté en raison de la localisation préférentielle de la DS dans les régions cutanées où la levure atteint sa plus forte densité. L'efficacité des traitements antifongiques constitue un argument supplémentaire en faveur de ce rôle. Toutefois, il n'y a pas de relation quantitative entre la gravité de la maladie et la densité de la flore levurique, au moins chez les malades non VIH.

C. Traitement

Les cibles thérapeutiques sont les suivantes :

- réduction de la colonisation de la peau par les levures du genre Malassezia ;
- lutte contre l'inflammation ;
- nettoyage éventuel du sébum résiduel dans les sites préférentiels de la maladie.

- Dans les formes peu inflammatoires, un traitement local non corticoïde peut être efficace :
  - kétoconazole (KETODERM®) gel moussant (à 2 %) pouvant traiter à la fois le cuir chevelu et le visage ou en crème dans les formes localisées uniquement au visage ;
  - ciclopiroxolamine (MYCOSTER®) en crème : 2 fois/jour pendant 2 mois, puis 1 fois/mois ;
  - gluconate de lithium (LITHIODERM®) en gel : 2 fois/jour.
- Le traitement de la phase d'attaque dure environ 2 à 4 semaines, période au-delà de laquelle une réduction de posologie de 50 % est souvent possible. Toutefois, l'arrêt de tout traitement s'accompagne, à plus ou moins long terme, d'une rechute quasi constante.

- Il peut y avoir une poussée initiale et/ou une mauvaise tolérance des antifongiques en début de traitement. La prescription d'un corticoïde topique avec les précautions d'usage, pendant quelques jours, peut être utile.
- D'autres traitements ont pu être proposés comme par exemple le Peroxyde de benzoyle en gel ou en lotion à 5 %, à appliquer 2 fois par semaine.
- Au cours de l'érythrodermie de Leiner-Moussous, le kétoconazole topique a prouvé son efficacité et sa tolérance, y compris lorsqu'il est appliqué sur de grandes surfaces.

Enfin, de manière tout à fait exceptionnelle, des traitements systémiques ont pu être proposés, comme le ketoconazole (NIZORAL®).

CHAPITRE 2[1] ➤ ALLERGIES CUTANÉO-MUQUEUSES CHEZ L'ENFANT ET CHEZ L'ADULTE. URTICAIRES. DERMATITE ATOPIQUE ET DE CONTACT.

Module 8 : Immunopathologie – Réaction inflammatoire

I. URTICAIRE ET ANGIO-ŒDÈME

- L'urticaire est une réaction cutanée inflammatoire fréquente dont les étiologies sont très nombreuses et dont l'apparition met en jeu plusieurs médiateurs dont le principal est l'histamine.
- Les lésions cutanées peuvent concerner le derme (urticaire commune) ou l'hypoderme (œdème de Quincke ou angio-œdème).

A. Physiopathologie

3 processus concourent au développement d'une réaction urticarienne : la dégranulation mastocytaire, la libération de médiateurs et l'infiltration inflammatoire.

1. LES MASTOCYTES ET LES MÉDIATEURS

- Les mastocytes sont issus de cellules souches pluripotentes et n'acquièrent leur phénotype mature que dans les tissus périphériques. Sa caractéristique essentielle est la présence de granules cytoplasmiques qui contiennent diverses substances, en particulier l'histamine, des prostaglandines, des leucotriènes, de l'héparine, des enzymes (tryptases, chymases) qui sont libérées dans le tissu environnant.

2. LES MÉCANISMES DE L'URTICAIRE

- Mécanismes immunologiques :
  - **hypersensibilité immédiate de type anaphylactique :** après liaison d'un antigène sur une IgE spécifique fixée à leur surface, les mastocytes et les polynucléaires basophiles relarguent leurs médiateurs préformés et en synthétisent de nouveaux ;

1. Question n° 114 du programme officiel. (Hervé MAILLARD)

  - **hypersensibilité par activation du complément :** sous l'influence des anaphylatoxines C3a et C5a, il peut y avoir formation d'immuns complexes qui peuvent avoir un rôle dans le déterminisme des vascularites urticariennes.
- Mécanismes non immunologiques :
  - certaines substances provoquent une libération directe d'histamine, comme le blanc d'œuf, les curares, la codéine, les amphétamines. L'insuffisance d'inhibiteurs de certaines protéases conditionne certaines urticaires ; c'est le cas pour l'œdème angioneurotique lié à un déficit en inhibiteur de la C1q estérase.

B. Clinique

1. URTICAIRE COMMUNE

- Le diagnostic est clinique. L'éruption est caractérisée par des papules ou plaques rosées œdémateuses, prurigineuses, disparaissant spontanément en moins de 24 heures, pour récidiver à un autre endroit du corps. Ce **caractère fugace et migrateur** permet parfois de porter le diagnostic dès l'interrogatoire. Le nombre d'éléments est variable, limités à une région ou disséminés sur tout le corps (figure 2, cahier couleur).

2. FORMES CLINIQUES

■ Les formes circinées

- Elles sont fréquentes : l'extension centrifuge avec guérison centrale des lésions forme des anneaux, ou des arcs de cercle dont le rayon de courbure est habituellement petit (1 à 2 cm). Elles seraient surtout liées à une cause médicamenteuse. **L'urticaire marginée** est analogue mais les anneaux sont irréguliers et de grande taille.

■ Les formes micropapuleuses

- Elles sont caractéristiques de l'urticaire cholinergique. Elles sont caractérisées par de petites papules (2 à 5 mm de diamètre) entourées d'un halo érythémateux et surviennent après un effort, voire des expositions à la chaleur, lors d'ingestion de boissons chaudes ou émotions fortes.

■ Les formes hémorragiques

- Elles peuvent traduire l'existence d'une vascularite.

- **Des formes vésiculo-bulleuses peuvent exister**

- **L'œdème de Quincke ou angio-œdème**

- Il est une urticaire profonde atteignant l'hypoderme.
- Il n'est pas prurigineux et est caractérisé par une tuméfaction mal limitée de couleur peau normale ou discrètement rosée.
- Elle peut siéger sur les muqueuses et être responsable de troubles de déglutition ou d'une asphyxie lorsqu'il siège sur la glotte.

- **Formes évolutives**

- **Aiguë :** elle représente 75 % des formes d'urticaire. La crise d'urticaire peut durer de quelques heures à quelques jours.
- **Récidivantes :** il s'agit de poussées d'urticaire à des semaines voire des mois d'intervalle.
- **Chroniques :** l'urticaire est quasi constante pendant plus de 6 semaines. 50 % des urticaires chroniques disparaissent au bout d'un an. Si l'urticaire est associée à un angio-œdème, 75 % de ces patients en sont atteints après plus de 5 ans et 20 % au-delà de 20 ans.

C. Diagnostic étiologique

Signe cutané fréquent, l'urticaire peut relever un grand nombre de causes. Pour l'urticaire aiguë, l'agent causal est identifié dans les 3/4 des cas, généralement par la clinique seule.

1. URTICAIRE COMMUNE

- **Allergies alimentaires = 20 à 60 % des urticaires aiguës, 2 à 3 % des chroniques**

- De nombreux aliments peuvent provoquer une urticaire, surtout aiguë.
- Parmi ceux-ci, les plus classiques sont les poissons et fruits de mer, le blanc d'œuf, les oléagineux, le céleri cru. Souvent réaginiques, les mécanismes peuvent être aussi non immunologiques, par histaminolibération non spécifique (fraises) ou par des aliments riches en histamine (fromages fermentés, poisson, choucroute).
- Les additifs alimentaires (BHA, BHT, nitrate, glutamate, parabens, tartrasine, sulfites) sont rarement mis en cause.

- **Causes médicamenteuses**

- Elles sont fréquentes.
- Certaines peuvent relever d'un mécanisme allergique, comme les pénicillines, les quinolones, les anti-inflammatoires non stéroïdiens...

- Elles peuvent être associées à des formations de complexes immuns circulants et entrer dans le cadre d'une maladie sérique (bétalactamines et sulfamides) ou être associée à une vascularite leucocytoclasique (sulfamides, indométacine, pyrazolés...).
- L'intolérance à l'aspirine est caractérisée par l'apparition en quelques heures d'une urticaire et/ou d'un angio-œdème, d'une rhinite, d'un bronchospasme voire d'un choc anaphylactique.
- Les inhibiteurs de l'enzyme de conversion (IEC) peuvent être à l'origine d'angio-œdème le plus souvent les premières semaines de traitement, qui peuvent être résolutifs et récidiver lors de la poursuite du traitement et évoluer vers un caractère cyclique.

> Devant tout œdème de Quincke récidivant, il faut rechercher la prise d'IEC et l'arrêter.

Les antagonistes des récepteurs de l'angiotensine II (les sartans), peuvent être aussi responsables d'angio-œdèmes, bien que leur mécanisme d'action soit différent de celui des IEC.

■ Causes infectieuses

- Infections virales : les hépatites (surtout B) sont une cause classique, mais les virus comme EBV, coxsackie, parvovirus B19 ou HIV peuvent être responsables d'urticaire.
- Infections parasitaires : plusieurs parasites possèdent une phase tissulaire au cours de laquelle peut survenir une urticaire. Un exanthème fébrile pourra orienter vers une toxoplasmose, une toux fébrile, chez un enfant, avec arthralgies et éosinophilie oriente vers une toxocarose, des troubles digestifs vers une giardiase, des myalgies avec hyperéosinophilie marquée vers une trichinellose, un œdème important vers une filariose.

■ Venins

- Si l'inoculation d'un venin d'hyménoptère déclenche une urticaire ou un angio-œdème à distance du point de piqûre, la réaction doit être considérée comme générale et nécessite des investigations allergologiques à la recherche d'une hypersensibilité réaginique.

2. URTICAIRE DE CONTACT

Elle survient quelques minutes à quelques heures après le contact de la peau ou d'une muqueuse avec un agent organique ou chimique.

- **Mécanisme non immunologique :**
  - l'agent de contact intervient en provoquant une dégranulation mastocytaire non spécifique. Tous les individus exposés réagissent. C'est le cas pour les orties, les méduses, les chenilles, le formol, l'acide sorbique.

- **Mécanisme immunologique :**
  - il requiert une sensibilisation préalable et un terrain particulier. Il expose à des réactivités croisées entre substances possédant une antigénicité commune, par exemple latex et fruits exotiques.

3. URTICAIRES PHYSIQUES

De nombreux agents physiques peuvent déclencher l'apparition de plaques urticariennes (figure 3, cahier couleur) :

- certaines urticaires physiques font courir au patient un danger de mort. C'est le cas de l'urticaire au froid acquise, surtout dans sa forme idiopathique ;
- certaines urticaires physiques peuvent relever d'un désordre systémique méconnu. Par exemple l'urticaire retardée à la pression associée au lupus érythémateux et l'urticaire au froid acquise accompagnant une cryoglobulinémie.

4. URTICAIRES SYSTÉMIQUES

Prototype de l'urticaire systémique, la vascularite urticarienne constitue une forme d'inflammations vasculaires touchant les veinules postcapillaires caractérisé cliniquement par une urticaire et histologiquement par une vascularite leucocytoclasique. Cette définition générale regroupe en fait trois situations distinctes dont les limites, en pratique, ne sont pas toujours franches : on observe en effet des chevauchements et des formes de passage.

- **Le premier groupe** s'intègre dans un cadre nosologique défini : connectivites (lupus érythémateux), réactions cutanées médicamenteuses (cimétidine), infections (hépatite B chronique), gammapathies (syndrome de Schnitzler, cryoglobuline) par exemple.
- **Dans le deuxième groupe**, l'urticaire avec histologie de vascularite leucocytoclasique est idiopathique et il n'y a aucune autre anomalie clinique ou biologique associée ; le pronostic est bon. Ce tableau s'observe chez 10 à 20 % des maladies souffrant d'urticaire chronique, et pose le problème de la définition histologique de la vascularite leucocytoclasique.
- **Le troisième groupe** comprend une atteinte cutanée (urticaire ou angiœdème), une atteinte extra cutanée (état fébrile, syndrome obstructif pulmonaire, arthralgies, douleurs abdominales) et des anomalies biologiques (syndrome inflammatoire, complexes immuns circulants, hypocomplémentémie). Lorsqu'il existe une hypocomplémentémie, il s'agit du syndrome de Mac Duffie. Cette forme de vascularite urticarienne évolue par poussées. Sa gravité, conditionnée par l'importance de l'atteinte systémique, varie considérablement de cas en cas. Dès lors, le traitement, constitué d'anti-inflammatoires non stéroïdiens et d'antihistaminiques dans les formes mineures, fait appel aux antimalariques ou aux immunosuppresseurs dans les formes sévères.

Maladie sérique

- C'est un autre exemple de vascularite urticarienne. Initialement décrite comme une affection associant urticaire/angiœdème, arthralgies, myalgies, adénopathies, état fébrile et qui survient sept à dix jours après l'administration de sérums hétérologues, la maladie sérique relève actuellement de multiples étiologies. Parmi celles-ci, citons des agents viraux (hépatite B), des médicaments (pénicilline), des venins (araignée), des vaccins ou des sérums (globulines anti-lymphocytaires).

Lupus érythémateux systémique

- S'il peut exister de l'urticaire dans les connectivites, c'est dans le lupus érythémateux systémique que l'on observe cette manifestation cutanée avec la plus grande fréquence. Elle est souvent sous-tendue par une vascularite leucocytoclasique et s'exprime, parfois de façon inaugurale, sous la forme d'une urticaire à lésions fixes, voire d'une urticaire retardée à la pression.

Maladie de Still et arthopathies inflammatoires

Plusieurs affections inflammatoires avec participation rhumatismale majeure peuvent comporter des éruptions urticariennes, c'est le cas par exemple de la maladie de Still, du syndrome hyper-IgD ou du *Chronic, Infantile, Neurological, Cutaneous and Articular Syndrome* (syndrome CINCA).

- **Dans la maladie de Still**, l'éruption cutanée souvent urticarienne qui prédomine sur le tronc et survient typiquement le soir conjointement aux pics fébriles.
- **Le syndrome hyper-IgD** est rare, surtout rencontrée en Europe du Nord où elle est volontiers familiale (autosomique récessive) et ressemble à la maladie périodique. Elle associe des épisodes fébriles récurrents, des manifestations abdominales et articulaires, un syndrome inflammatoire, et une élévation polyclonale des immunoglobulines D sériques. Les signes cutanés, présents dans 80 % des cas, sont par ordre de fréquence décroissant : éruptions maculopapuleuses, urticaire, aphtose buccale, nodules inflammatoires, éruptions pustuleuses, érythèmes annulaires, purpura palpable, erythema elevatum et diutinum.

Syndrome de Schnitzler et gammapathies

- Les gammapathies monoclonales peuvent induire de l'urticaire par le truchement d'au moins deux mécanismes : vascularite et déficit acquis en inhibiteur de la C1 estérase.
- Le syndrome de Schnitzler (8) associe urticaire chronique avec souvent histologie de vascularite, gammapathie monoclonale IgM, poussées fébriles, ostéocondensations douloureuses et syndrome inflammatoire

■ Angiœdème cyclique avec éosinophilie (syndrome de Gleich)

- Exceptionnel, ce syndrome comporte des poussées fébriles, des épisodes d'urticaire/angiœdème et une rétention hydrosodée massive (jusqu'à 15 % du poids corporel), une hyperéosinophilie sanguine (jusqu'à 30 000 cellules/mm^3) et médullaire ainsi qu'une augmentation de la phosphatase alcaline plasmatique.

■ Dysthyroïdie auto-immunes

- 5 à 10 % des urticaires chroniques semblent en effet liées soit à des thyroïdites de Hashimoto soit plus exceptionnellement à des maladies de Basedow. Le diagnostic se fait par la recherche des anticorps antithyroïdiens.

5. URTICAIRES GÉNÉTIQUES

■ Syndrome de Muckle-Wells

- Affection autosomique dominante, exceptionnelle, qui associe des poussées urticariennes fébriles, une surdité de perception progressive et une néphropathie par accumulation de substance amyloïde AA.

■ Œdème angioneurotique héréditaire

- Affection autosomique, il se manifeste par des crises d'une durée de 24 à 48 h associant angiœdème cutanéo-muqueux, éruption urticarienne et douleurs abdominales et expose à un œdème laryngé ou à des chocs hypovolémiques.
- Déclenchés par les traumatismes, les émotions et, chez la femme, par les règles et l'accouchement, ces troubles peuvent également s'associer à une maladie auto-immune (LES).
- À l'origine des troubles, un déficit en inhibiteur de C1 estérase (C1 INH), qui peut être quantitatif (type 1, 85 % des cas) ou qualitatif, c'est-à-dire fonctionnel (type 2).
- Le diagnostic repose sur la mesure plasmatique, quantitative et qualitative, de cet inhibiteur, ainsi que sur celle du C4 qui est diminué pendant les crises et remonte après celles-ci.
- Le diagnostic différentiel de la forme héréditaire est la forme acquise d'œdème angioneurotique qui, dans la plupart des cas, complique des syndromes lymphoprolifératifs B dans lesquels un auto-anticorps dirigé contre le C1 INH perturbe son fonctionnement.
- L'œdème angioneurotique acquis est également décrit avec le lupus érythémateux systémique, des cancers solides et de rares infections, plutôt par consommation de C1 INH.

D. Prise en charge et traitement

• **Première étape**, après avoir identifié l'éruption urticarienne, il est prioritaire de vérifier que celle-ci ne s'intègre pas dans le cadre d'un choc anaphylactique qui impose des mesures de réanimation immédiates.

• **Deuxième étape**, rechercher une dermatose spécifique susceptible de s'exprimer par des lésions urticariennes. Si tel est le cas, il convient de se rallier à la thérapeutique spécifique de l'affection reconnue.

• **Troisième étape**, distinguer entre une urticaire aiguë (< 6 semaines) et une urticaire chronique (> 6 semaines). Bien qu'artificielle (la clinique ne varie pas entre les deux types et il existe une gradation progressive entre ces deux formes), cette séparation offre un intérêt pratique. Elle départage deux situations dont la prise en charge diagnostique et thérapeutique diffère.

1. URTICAIRE AIGUË

■ Enquête

Dans la majorité des urticaires aiguës (70 %), le facteur déclenchant est identifiable et souvent par le patient lui-même. Si ce dernier n'y parvient pas, une anamnèse systématique passant en revue les causes d'urticaires communes, physiques ou de contact doit être conduite.

■ Traitement

Supprimer le facteur déclenchant.

- Administration d'un antihistaminique systémique anti-H1 de nouvelle génération, non sédatif, en une seule prise (CLARITYNE®, ZYRTEC® ou VIRLIX®, TINSET®, HISMANAL®, MIZOLLEN®, AERIUS®, XYZALL®...), et complétée, au besoin, d'anti-H2 (cimétidine).
- Si le prurit est important, on préférera un anti-H1 sédatif de type ATARAX® (25 mg 2 à 3 fois/jour), POLARAMINE® repetabs (2 à 3 comprimés/jour).
- Le traitement sera poursuivi pendant au moins 14 jours, pour éviter les rebonds.

2. ŒDÈME DE QUINCKE

- Les anti-H1 sont moins actifs.
- Le traitement de choix sont les corticoïdes injectables ou oraux sur 3-4 jours.
- La localisation glottique impose l'usage de l'adrénaline locale (DYSPNÉE-INHAL®) ou sous-cutanée 1/4 à 1/2 ampoule, ou intramusculaire (ANAKIT®, ANAHELP®).
- Le transfert en milieu hospitalier s'impose en cas d'atteinte glottique ou d'hypotension.

- L'adrénaline possède une demi-vie courte et l'on peut être amené à l'utiliser en intraveineux à la seringue électrique en cas de récidives rapides, sous contrôle de scope cardiaque (risque d'angor, de troubles du rythme...).

3. URTICAIRE CHRONIQUE

■ Enquête

- La majorité des urticaires chroniques demeure idiopathique. Il est justifié d'effectuer, en plus d'un examen clinique soigneux, des investigations complémentaires. Celles-ci peuvent être dirigées (tests d'urticaire de contact, biopsie cutanée) ; d'autres en revanche méritent d'être réalisées d'office puisque, dans certaines situations, elles seules parviennent à démasquer le désordre sous-jacent (tests de stimulation physique, bilan biologique).

■ Bilan biologique

- Son ampleur ne fait l'objet d'aucun consensus, il faut bien sûr l'adapter et l'élargir en fonction des circonstances mais il devrait toujours comporter les examens suivants :
  - vitesse de sédimentation ;
  - formule sanguine complète avec répartition leucocytaire ;
  - mesure des lactates déshydrogénases plasmatiques (LDH) ;
  - dosage des IgE sériques ;
  - recherche d'anticorps antinucléaires et d'anticorps antithyroïdiens ;
  - analyse du sédiment urinaire.
- En cas de crises répétées d'angiœdèmes, la détection d'un déficit quantitatif ou fonctionnel du C1 INH s'impose.
- L'injection intradermique de sérum autologue, test simple destiné à révéler la présence chez le patient d'auto-anticorps capables de dégranuler ses mastocytes, est parfois proposée.

■ Traitement

- Suppression des facteurs d'entretien potentiels de l'urticaire (alcool, anti-inflammatoires non stéroïdiens, inhibiteurs de l'enzyme de conversion).
- Introduction d'un traitement symptomatique antihistaminique anti-H1 associé ou non à des anti-H2, traitement identique à celui proposé pour l'urticaire aiguë.
- Recours, le cas échéant, à une médication spécifique recommandée par l'affection identifiée (immunosuppression dans certaines formes de lupus érythémateux systémique, IFN-α dans l'hépatite C avec cryoglobuline, etc.)
- En cas d'échec, envisager un traitement d'appoint ou de rechange : antipaludéen de synthèse, colchicine, ciclosporine, dapsone,

doxépine, nifédipine, photothérapie, plasmaphérèse, prednisone, sels d'or, sulfasalazine.

4. CAS PARTICULIER DE L'ENFANT

- Avant l'âge de 6 mois, l'allergie alimentaire est la cause principale d'urticaire et c'est avant tout l'éviction qui doit être pratiquée. Les anti-H1 sont peu utilisés à cette tranche d'âge. De nombreux pédiatres préconisent alors de donner des gouttes de CÉLESTÈNE® en cas de crise et fournissent des kits de type ANAKIT® ou ANAHELP® en cas de risque de choc anaphylactique.
- Après 6 mois, les causes sont dominées par les toxidermies et les infections virales, bactériennes ou parasitaires. Certains auteurs préconisent un traitement systématique par des anti-helminthes comme le FLUVERMAL® chez les enfants âgés de plus de 3-4 ans.

Anti-H1 et enfants

Tous les anti-H1 ne sont pas utilisables chez l'enfant.

- La loratadine (CLARITYNE®) est disponible sous forme de suspension buvable et a l'indication « urticaire » dans l'âge de 2 à 12 ans.
- La cétirizine (ZYRTEC®, VIRLIX®) n'a pas l'AMM pour l'urticaire mais a l'indication chez l'enfant de 2 à 12 ans pour rhino-conjonctivite allergique ; il existe en suspension buvable.
- L'astémizole (HISMANAL®) a l'indication « urticaire » chez l'enfant de plus de 40 kg.
- L'oxatomide (TINSET®) est disponible sous forme de suspension buvable et a l'AMM pour l'urticaire aiguë chez l'enfant et le nourrisson sans précision d'âge.
- En ce qui concerne les anti-H1 de première génération, ils n'ont pas de précision d'âge car à l'époque de leur commercialisation, les critères étaient moins sévères.

5. CAUSES PARTICULIÈRES

- **L'urticaire retardée à la pression** peut être soulagée par les AINS.
- On peut proposer le cromoglycate disodique dans les **allergies alimentaires**, lorsque le trophallergène n'est pas mis en évidence ou lorsque son éviction complète est difficile.
- **L'urticaire cholinergique** sera mieux jugulée par les anti-H1 anticholinergiques (ex : ATARAX®).
- Pour **l'œdème angio-neurotique héréditaire**, en phase aiguë, la thérapeutique consiste à administrer un concentré purifié de C1 INH (500-1 500 unités par voie intraveineuse). Au long cours, les antifibrinolytiques, trop dangereux, sont remplacés par les stéroïdes anabolisants, telle le danazol (50 à 600 mg/j par voie orale). Lorsque le déficit en C1 q estérase est acquis, ce sont les corticoïdes à forte dose qui sont utilisés.

II. DERMATITE ATOPIQUE[1]

Synonyme : eczéma constitutionnel.

A. Épidémiologie

- Affection fréquente touchant entre 10 et 25 % des enfants. Prévalence accrue ces dernières années en partie liée à l'urbanisation des populations.
- Évolution sur un mode chronique par poussées récidivantes et rémissions.
- Survient sur un terrain génétiquement prédisposé (terrain atopique) favorisant également le développement d'**asthme**, **rhinite** allergique et **conjonctivite** chez un même malade et/ou les membres de sa famille.

B. Diagnostic clinique

- Le diagnostic est clinique et anamnestique.
- Le **prurit** est constant.
- Le tableau clinique varie selon l'âge :

1. CHEZ LE NOURRISSON

- Début souvent dès les premiers mois de la vie, classiquement avant l'âge de 2 ans.
- Aspect d'un eczéma aigu suintant.
- Atteinte élective du **visage** avec respect du massif médio-facial.
- Lésions également du cuir chevelu, du pouce sucé, des plis sous et retro-auriculaires, du tronc et des membres sous forme nummulaire.
- Guérison vers l'âge de 2-3 ans dans 50 % des cas.
- **Diagnostic différentiel** : **dermatite séborrhéique** débutant avant l'âge de 3 mois, à type de lésions érythémato-squameuses, non prurigineuses, non suintantes, de siège bipolaire (cuir chevelu et siège) pouvant évoluer vers l'érythrodermie desquamative de LEINER-MOUSSOUS.

2. CHEZ L'ENFANT

- Succède ou non à un eczéma du nourrisson.
- Aspect d'eczéma chronique lichénifié.
- Atteinte élective des **plis de flexion** (coudes, poplités), mais également visage et tronc (figure 4, cahier couleur).
- Guérison parfois à la puberté.

1. Traité par Nadia DELORME.

3. CHEZ L'ADULTE

- Fait suite le plus souvent à un eczéma de l'enfant.
- La **xérose** (sécheresse cutanée) est souvent majeure.
- Aspect d'un eczéma chronique lichénifié, parfois de prurigo. Sièges électifs : la face, le cou, les plis de flexion et le tronc.
- Dans tous les cas, tous les intermédiaires sont possibles entre un eczéma localisé et une forme sévère érythrodermique.

4. MANIFESTATIONS ASSOCIÉES (CRITÈRES MINEURS)

- Sécheresse cutanée très fréquente, ichtyose vulgaire.
- Kératose pilaire.
- Pâleur faciale.
- Pigmentation péri-orbitaire.
- Pli palpébral inférieur (signe de DENNIE MORGAN).
- Intolérance à la laine.
- Prurit à la transpiration.
- Chéilite.
- Dermographisme blanc.
- Tendance particulière aux infections cutanées à staphylocoques (impétigo, folliculites) ; virales (pustulose varioliforme de Kaposi-Juliusberg, molluscum contagiosum volontiers profus). La pustulose **varioliforme de Kaposi-Juliusberg** correspond à une surinfection cutanée par un virus du type HSV ou VZV avec survenue de vésiculo-pustules ombiliquées et fièvre. Traitement : Aciclovir et antibiothérapie anti-staphylococcique.
- Cataracte antérieure sous capsulaire.
- Asthme.
- Rhinite.
- Conjonctivite.

C. Marqueurs biologiques

- Hyperéosinophilie sanguine inconstante et non spécifique.
- Élévation fréquente des IgE totales (en faveur du terrain atopique).

D. Histologie

- Exocytose (afflux des lymphocytes T dans l'épiderme).
- Spongiose (œdème inter-cellulaire) réalisant des vésicules microscopiques.
- Infiltrat dermique d'éléments mononucléés péri-vasculaire.
- Dilatation des capillaires superficiels.

E. Physiopathologie

- Mal connue.
- Facteurs **génétiques**.
- Facteurs **extrinsèques** pouvant déclencher et/ou entretenir les poussées : facteurs d'environnement, alimentaires, exposition aux pneumallergènes, facteurs de contact, psychologique, infectieux, et irritatifs.
- Association significative entre asthme et eczéma (**syndrome dermo-respiratoire**) dont l'eczéma est le plus souvent la première manifestation.

F. Traitements

1. LOCAUX

- **Corticothérapie locale** (= dermocorticoïdes) lors des poussées. Contre-indiqués au niveau du siège (effet occlusif de la couche).
- Soins adjuvants :
  - assèchement des lésions suintantes avec éosine ou solution de nitrate d'argent à 1 % ;
  - suppression des facteurs irritants (vêtement en laine, synthétiques, produits détergents) ;
  - traitement de la sécheresse cutanée (pain sans savon, application d'émollients).

2. GÉNÉRAUX

- Photothérapie dans les formes étendues.
- Antihistaminiques sédatifs si prurit important.
- Antibiothérapie en cas de surinfection d'une poussée étendue.

III. ECZEMA DE CONTACT[1]

Dermatose très fréquente définie comme une réaction d'hypersensibilité retardée à médiation cellulaire (type IV dans la classification de Gell et Combs) secondaire à l'application sur la peau d'une substance exogène.

A. Physiopathologie

La survenue d'un eczéma de contact fait intervenir deux phases successives :

1. PHASE DE SENSIBILISATION (ASYMPTOMATIQUE)

- La substance sensibilisante pénètre la peau (sous la forme d'haptène le plus souvent).

1. Traité par Nadia DELORME.

- Elle devient immunogène (ou antigénique) après liaison avec une protéine porteuse (le complexe constitue l'allergène).
- L'allergène est ensuite capté par les cellules de Langerhans épidermiques qui vont activer des lymphocytes T « naïfs » dans les ganglions lymphatiques et permettent leur différenciation en lymphocytes « mémoire ».
- Cette phase dure de quelques jours à plusieurs années.

2. PHASE DE DÉCLENCHEMENT

- Lors d'un nouveau contact avec la substance exogène, l'allergène présenté par les cellules de Langerhans est reconnu par les lymphocytes « mémoires ».
- Les lymphocytes sécrètent des cytokines pro-inflammatoires responsables de la réaction d'eczéma (de type Th1) en 24 à 48 h.

B. Diagnostic

1. DIAGNOSTIC D'UN ECZÉMA

- Dermatose erythémato-vésiculeuse particulièrement **prurigineuse**.
- L'eczéma aigu (forme typique) évolue en quatre phases souvent intriquées : **érythème**, **vésicules**, suintement (lié à l'ouverture des vésicules remplies d'un liquide clair à l'origine ensuite de croûtes), **desquamation** (accompagnée d'une guérison sans cicatrices).
- L'eczéma chronique est érythémato-kératosique et volontiers lichénifié (épaississement de la peau avec accentuation du quadrillage lié au grattage prolongé).

■ Formes cliniques d'eczéma de contact ou dû à d'autres causes

Selon le siège

- Dysidrose en cas de vésicules palmo-plantaires, des bords latéraux des doigts.
- Kératodermie en cas d'eczéma sec chronique palmo-plantaire.
- Acropulpite lors d'atteinte des doigts.
- Intertrigo suintant parfois fissuré au niveau des plis.
- Chéilite sèche desquamative en cas d'atteinte des lèvres.
- Érythème prurigineux suintant sans vésicules en général lors des localisations muqueuses.

Selon l'aspect

- Eczéma bulleux.
- Eczéma nummulaire (placards arrondis de quelques centimètres).
- Eczéma craquelé.

- Eczématides (plaques volontiers nummulaires et psoriasiformes).

Formes compliquées

- Impétiginisation avec formation de croûtes mélicériques, parfois adénopathiers et fièvre.
- Généralisation pouvant aboutir à l'érythrodermie.

Photoallergies

- La substance exogène n'induit un eczéma de contact qu'après irradiation par les ultra-violets. Atteinte élective des zones découvertes (photo-exposées).

■ Histologie (biopsie cutanée qu'en cas de doute diagnostique)

- Spongiose correspondant à la formation de vésicules intra-épidermiques à partir de l'œdème interkératinocytaire.
- Exocytose lymphocytaire Intra épidermique.
- Œdème et infiltrat lymphocytaire péri-vasculaire dermique.

2. ARGUMENTS EN FAVEUR D'UNE ALLERGIE DE CONTACT

- **Topographie initiale** de l'eczéma localisée à la zone de contact avec l'allergène puis dissémination des lésions à distance (ex : eczéma des lobules d'oreilles et/ou poignet évoque un eczéma au nickel). Contact parfois indirect (eczéma aéroporté ou manuporté).
- **Chronologie :** rechercher un rythme particulier tel qu'un déclenchement saisonnier ou professionnel.

> L'eczéma survient de façon retardée classiquement entre 48 et 72 h après le contact.

3. MISE EN ÉVIDENCE DE L'ALLERGÈNE

- **Interrogatoire :** primordial dans l'enquête étiologique. Il précise la topographie initiale, l'évolution dans le temps, les circonstances du déclenchement (activités professionnelle ou non, l'ensemble des topiques appliqués – cosmétiques, produits d'hygiène, parfums, médicaments topiques).

> Une teinture capillaire, parfaitement bien tolérée pendant plusieurs années (phase de sensibilisation) peut brutalement entraîner un eczéma.

- **Examen clinique.**

- **Les tests épicutanés (synonymes : patchs tests, épidermo-tests) :**
  - visent à reproduire expérimentalement l'eczéma ;
  - orientés par l'interrogatoire et l'examen clinique ;
  - réalisés à distance de la poussée ou des corticoïdes ;
  - sont réalisés avec le(s) produit(s) suspecté(s), les substances de la batterie standard européenne (23 substances les plus fréquemment en cause), voire des batteries personnelles ou spécialisées ;
  - les divers allergènes sont déposés dans une cupule et appliqués sous occlusion au niveau du dos du patient pendant 48 h. Plusieurs lectures sont faites : à 48 h, 72 h, 96 h voire après 7 jours (si recherche d'une allergie aux dermocorticoïdes) ;
  - la pertinence d'un test positif doit toujours être discutée (l'allergène explique-t-il la poussée actuelle ?)

C. Étiologies

Les allergènes de contact sont très nombreux et variés (figure 5, cahier couleur).

Les plus courants sont :

- les métaux (nickel +++ des bijoux fantaisie, chrome présent dans le ciment, cobalt, mercure) ;
- les parfums ;
- la lanoline (excipient) ;
- la colophane (sparadrap) ;
- le baume du Pérou (cicatrisant) ;
- paraphénylène-diamine (teintures capillaires) ;
- caoutchouc (gants) ;
- parabens (conservateurs) ;
- formaldéhyde (vernis à ongles) ;
- antibiotiques locaux ;
- professionnels (métaux, caoutchouc...) ;
- etc.

D. Diagnostic différentiel

- **Dermites irritatives**.
- Dues au contact avec un agresseur physique ou chimique externe (mécanisme non immunologique).
- Atteinte préférentielle des mains (dermite des ménagères, eczéma au ciment lié au chrome).
- L'irritation chronique favorise la pénétration des allergènes donc l'eczéma.

- Éléments du diagnostic différentiel :

Lésions cutanées	Eczéma de contact	Dermite d'irritation
Topographie	Bords émiettés	Bords nets
	Peut déborder la zone	Limitée à la zone de contact
Symptômes	Prurit	Brûlures
Sujets atteints	Quelques sujets	Majorité des sujets
Histologie	Eczéma	Nécroses épidermiques
Tests épicutanés	Positifs	Négatifs

- **Eczéma atopique.**
- **Érysipèle :** fièvre, hyperleucocytose et syndrome inflammatoire (permettent le diagnostic).

E. Traitement

1. ÉTIOLOGIQUE

- **Éviction** nécessaire du ou des substances allergisantes trouvée(s) par les tests épicutanés.
- Prévention de l'eczéma par l'éviction des contacts (port de gants, vêtements de protection) sinon eczéma chronique.
- Listes de produits à éviter remises au patient.
- Déconseiller aux atopiques le contact avec des substances fortement sensibilisantes (prévention de l'eczéma de contact).

2. SYMPTOMATIQUE

- Application de corticoïdes locaux (dermocorticoïdes) de classe 2 jusqu'à disparition des lésions (en moyenne 1 à 2 semaines).
- Antibiothérapie générale associée si surinfection.
- Arrêt de travail si cause professionnelle puis discuter une déclaration en maladie professionnelle indemnisable (en collaboration avec le médecin du travail).
- Pas de désensibilisation.

3. PRÉVENTION DE L'ECZÉMA PAR L'ÉVICTION DES CONTACTS

Port de gants, vêtements de protection.

CHAPITRE 3[1] ➤ ANGIOMES

Deuxième partie. Maladies et grands syndromes

I. HÉMANGIOMES OU ANGIOMES IMMATURES

Très fréquents, deux fois plus souvent chez la fille que chez le garçon, ils sont caractérisés par une évolution triphasique : augmentation, stabilisation, régression. Histologiquement, il s'agit d'une prolifération de **cellules endothéliales** avec différenciation capillaire progressive.

A. Description clinique

1. ASPECT

- Angiome tubéreux :
  - rouge vif, à bords nets, en relief, saillant sur la peau, de surface grenue, expliquant la comparaison traditionnelle à une « fraise » (figure 6, cahier couleur).
- Angiome sous cutané :
  - masse profonde saillante sous une peau normale parfois bleutée ou télangiectasique, de consistance ferme, légèrement chaude, indolore, non pulsatile.
- Angiome mixte :
  - angiome tubéreux surmontant un angiome sous cutané.

2. TOPOGRAPHIE

- Ubiquitaire.
- Certaines localisations ont reçu des noms évocateurs :
  - angiome Cyrano : pointe du nez ;
  - angiome Tapir : lèvre supérieure ;
  - angiome Louis-Philippe : bi-parotidien. L'angiome peut être purement muqueux : endobuccal, par exemple.

1. Question n° 223 du programme officiel. (Hervé MAILLARD)

3. TAILLE

- Variable, ponctiforme à très volumineuse, habituellement de 2 à 3 cm de diamètre.

4. NOMBRE : ANGIOMATOSE MILIAIRE

- Petits hémangiomes tubéreux, bombés de quelques millimètres de diamètre. Ils sont au nombre de quelques unités à des centaines et peuvent être associés à des angiomes viscéraux, en particulier hépatiques ou cérébraux.

B. Aspects évolutifs

- L'angiome est le plus souvent absent à la naissance ou méconnu (tache blanche ou rouge ou télangiectasique) et se développe dans les premières semaines de la vie (notion d'intervalle libre).
- La phase de croissance se fait surtout dans les trois premiers mois, parfois jusqu'au 6e mois. L'angiome double sa taille, parfois beaucoup plus encore pouvant mettre en jeu le pronostic esthétique, fonctionnel ou même vital.
- À partir du 6e mois, l'angiome se stabilise jusqu'au 18e mois puis régresse lentement, avec blanchiment des angiomes tubéreux et affaissement des angiomes sous cutanés. Des séquelles cicatricielles sont possibles.
- À l'âge de 7 ans, la régression est totale dans 80 % des cas.
- Mais :
  - les angiomes sous cutanés et les angiomes muqueux régressent souvent moins vite et moins complètement que les angiomes tubéreux ;
  - l'angiome Cyrano régresse souvent incomplètement et peut nécessiter une exérèse chirurgicale, précoce (risque de retentissement sur les cartilages du nez).

C. Complications

1. ASSEZ FRÉQUENTES ET RAREMENT GRAVES

- **Ulcération** spontanée ou parfois provoquée par un frottement, un traumatisme. Elle cicatrise en général sans difficulté, accélérant la régression de l'angiome, mais souvent au prix d'une cicatrice, qui peut être mutilante et laisser des séquelles (narines, paupières, commissures labiales). Les angiomes périorificiels (bouche, région génitale) ont volontiers tendance à l'ulcération. Cette ulcération peut se surinfecter.

- **Hémorragie** secondaire à une nécrose ou à un traumatisme, exceptionnellement grave, cède habituellement à une simple compression.

2. COMPLICATIONS GRAVES : RARES

■ Retentissement sur une structure tissulaire adjacente

- Angiome palpébral : risque d'occlusion oculaire avec perte de la vision binoculaire et diminution de l'acuité visuelle (amblyopie).
- Angiome labial : peut gêner la succion et retentir sur le développement des structures maxillo-dentaires.
- Angiome narinaire : menace les structures cartilagineuses sous jacentes dans un épisode de nécrose.
- Angiome pré-mammaire : expose à l'atrophie glandulaire et interdit les traitements locaux qui risquent de détruire le bourgeon mammaire.
- Angiome cervical antérieur : volumineux il peut comprimer la trachée.
- Angiome sous-glottique : peut déterminer une asphyxie, nécessitant le recours à la trachéotomie ; les premières poussées de dyspnée obstructive ont lieu vers 5 à 8 semaines de vie. On le suspectera plus particulièrement lorsqu'il existe une coulée angiomateuse bucco-cervicale.

■ Complications générales

- **Syndrome de Kasabach-Merrit** : survient habituellement dans les trois premiers mois de la vie. Il concerne surtout les angiomes sous cutanés. L'angiome, **brutalement**, **augmente de volume, devient rouge violacé et chaud.** Il existe une **thrombopénie** souvent majeure (< 30 000/mm^3) (comme si les plaquettes étaient séquestrées dans l'angiome), qui peut déterminer purpura, hémorragies internes parfois entraînant le décès. Traitement : divers traitements ont été essayés avec des succès variables : corticothérapie générale, association aspirine + TICLID®, Interféron, radiothérapie...
- **Insuffisance cardiaque** : du fait d'angiome très volumineux.
- **Angiomatose miliaire** : efflorescence d'angiomes cutanés et viscéraux qui peut mettre en jeu le pronostic vital.

D. Diagnostic différentiel

Se pose pour l'angiome sous cutané pur avec :
- un lymphangiome kystique ;
- un angiome veineux.

E. Traitement

1. ANGIOME NON COMPLIQUÉ

- Abstention thérapeutique, du fait de la régression spontanée habituelle.
- Si l'angiome persiste après l'âge de 7 à 10 ans, on peut avoir recours à une exérèse chirurgicale.

2. ANGIOME COMPLIQUÉ

Occlusion palpébrale, dyspnée laryngée, taille volumineuse.

- Corticothérapie générale de blocage : PREDNISONE 2 à 3 mg/kg/jour pendant un mois puis arrêt progressif en deux mois (figure 7, cahier couleur).
- En cas d'échec : Interféron.
- La radiothérapie est formellement contre-indiquée dans les angiomes superficiels non compliqués en particulier sur les angiomes développés en regard de glandes comme les glandes mammaires ou la thyroïde.

II. MALFORMATIONS VASCULAIRES OU ANGIOMES MATURES

Ils ne régressent habituellement pas.

A. Angiome plan : malformation capillaire

- Tâche rouge violacé, « lie de vin ».
- Présente à la naissance.
- Peut siéger n'importe où, volontiers au visage.
- N'a pas tendance à la régression, au contraire peut avec l'âge s'épaissir et des nodules apparaître.
- Traitement (éventuel) : laser Argon-Hexascan après 15 ans, laser à colorant pulsé, plus précoce vers 4-5 ans.

■ Formes cliniques

- ***Nævus flammeus*** **médian**, tâche rose pâle du front, triangulaire, la pointe dirigée vers le bas, s'étendant parfois sur les paupières supérieures, il disparaît spontanément.
- **Angiome plan de la nuque** : persiste toute la vie, caché par les cheveux, parfois prurigineux et siège de névrodermite.
- **Syndrome de Sturge-Weber (++)** :
  - angiome plan latéralisé du visage siégeant dans le territoire du trijumeau supérieur (branche ophtalmique de Willis) ;

- angiome méningé homolatéral responsable de crises comitiales, hémiplégie, dégradation intellectuelle ;
- anomalies oculaires homolatérales diverses (glaucome, anomalies vasculaires choroïdiennes ou rétiniennes etc.)

• **Syndrome de Klippel-Trelaunay** (« nævus variqueux ostéohypertrophique ») : anomalies congénitales touchant un membre, associant un angiome plan (inconstant), des varices superficielles et profondes, une hypertrophie osseuse et des parties molles.

B. Angiome veineux (malformation veineuse, angiome capillaro-veineux)

• Tuméfaction bleutée, indolore, de consistance élastique, sous une peau normale ou parsemée de veinules, siégeant plus volontiers au visage, présente dès la naissance, siège parfois de poussées douloureuses inflammatoires (thromboses intra-angiomateuses).
• Histologiquement il s'agit d'un angiome caverneux.
• Traitement : embolisation et ou injection d'éthibloc (protéolysat de maïs à vertu fibrosante) fibrosant l'angiome qui se rétracte.

C. Angiome artério-veineux (malformation artério-veineuse) (anévrisme cirsoïde)

• Malformation congénitale avec fistules artério-veineuses.
• Le caractère congénital n'est pas toujours apparent, la lésion pouvant se révéler tard dans la vie, déclenchée par divers facteurs : traumatiques (en particulier une exérèse partielle), infectieux, hormonaux (grossesse, puberté).
• La lésion se présente initialement comme une tache rosée, légèrement saillante, simulant un angiome plan, mais il existe une chaleur cutanée anormale et parfois un battement déjà perceptible.
• Une fois évoluée, il s'agit d'une tuméfaction chaude, battante et soufflante sous une peau normale ou érythémateuse, à caractère évolutif local.
• Le traitement doit être prudent : un geste incomplet risque une flambée évolutive : abstention pour les lésions quiescentes, équipe spécialisée pour les lésions évolutives.

III. LYMPHANGIOMES

Dilatations lymphatiques congénitales. Elles ne sont pas en relation avec la circulation lymphatique générale.

A. Lymphangiome superficiel

- Petites élevures pseudo-vésiculeuses (il faut éviter de les piquer car on risque un écoulement continu de lymphe), translucides, parfois rosées, bleutées ou noires (contenu sanguin).
- Souvent associé à un lymphangiome profond sous jacent.
- Siège : ubiquitaire, surtout tronc et racine des membres.
- Présent à la naissance ou apparaissant dans la première année, il s'accroît dans l'enfance et persiste indéfiniment.
- Complications : poussée inflammatoire, lymphorrhée.

B. Lymphangiome dermohypodermique ou caverneux

- Tumeur profonde, ferme ou molle, parfois bleutée (hémolymphangiome), parfois surmontée de pseudovésicules.
- Poussées inflammatoires possibles (augmentation volume, rougeur, parfois fièvre).

1. FORMES CLINIQUES

- Lymphangiome de la langue : fréquence des poussées inflammatoires.
- Lymphangiome kystique : tumeur arrondie élastique, siégeant surtout au cou, aisselle ou aine, parfois se prolongeant dans le médiastin.
- Lymphangiome diffus éléphantiasique surtout membres, organes génitaux, fréquence des érysipèles et lymphangites.

2. TRAITEMENT

- Exérèse chirurgicale : elle doit être complète si non il y a récidive, mais elle est parfois impossible quand les lésions sont étendues.
- Poussée inflammatoire : antibiotiques + aspirine ou corticoïdes quelques jours.

CHAPITRE 4[1] ➤ COMPLICATIONS DE L'IMMOBILITÉ ET DU DÉCUBITUS

Module 4 : Handicap – Incapacité – Dépendance

I. PRÉVENTION ET PRISE EN CHARGE : ESCARRE

- Une escarre est une nécrose ischémique des tissus compris entre le plan du support sur lequel reposent le sujet et le plan osseux. D'autres facteurs complètent l'action nocive de la compression.
- Elle est plus fréquente chez la personne âgée. Selon sa gravité, elle met en jeu la fonctionnalité, le maintien à domicile et le pronostic vital.
- Il existe 240 000 personnes porteuses d'escarres par an en France, soit 3 % des malades hospitalisées (mais 22 % au-delà de 65 ans). Le coût direct en soins a été évalué à 350 euros par mois et le coût indirect à 15 000 euros par escarre en 1994.

A. Physiopathologie

1. ISCHÉMIE DES TISSUS CUTANÉS

- L'escarre est provoquée par une compression forte et/ou longue des parties molles sur le plan osseux sous-jacent.
- La compression prolongée des tissus mous, supérieure à la pression de perfusion capillaire, entraîne une ischémie tissulaire superficielle et profonde rapidement irréversible.
- Des forces de cisaillement peuvent s'associer en particulier lors de position assise instable. Les frottements et la macération rendent la peau plus sensible.

2. TROUBLES DE SENSIBILITÉ

- Le sujet qui ne ressent plus la gêne, l'inconfort de la position couchée prolongée, ne mobilise plus spontanément ses points d'appui (rachis, os iliaques, calcanéums).

1. Question n° 50 du programme officiel. (Hervé MAILLARD)

- La pression entre les os et la surface cutanée qui en résulte détermine une stase vasculaire, et la constitution de thromboses, d'où nécrose cutanée.

B. Étiologie

1. ESCARRE DE DÉCUBITUS

- C'est la plus fréquente, liée à l'immobilisation prolongée. La moitié des escarres du sujet âgé s'observe après un accident aigu, accident vasculaire cérébral ou fracture du col fémoral.
- À tout âge, une immobilisation prolongée peut être responsable d'escarres, en particulier chez les comateux, les paraplégiques post-traumatiques : accidents de la voie publique, traumatismes sportifs, chutes..., les malades souffrant d'affections internes graves (soins intensifs, réanimation, gériatrie).

2. ESCARRE : COMPLICATION

- L'escarre peut aussi faire figure de complication des atteintes sensitives lors d'affections neurologiques non traumatiques (diabète, éthylisme, autre neuropathie). Elles peuvent être iatrogènes (sous plâtre, post-opératoire...).
- Toute maladie entraînant une phase d'immobilisation prolongée ou responsable d'une altération grave de l'état général est à considérer à risque.

C. Clinique

1. SIÈGE

Les zones de prédilection sont représentées par les zones d'appui avec une faible épaisseur de revêtement cutané : par ordre de fréquence décroissante, les talons, la région sacrée, les régions trochantériennes et ischiatiques, les malléoles. Plus rarement sont observées des atteintes scapulaires, des coudes, de la nuque...

2. STADES ÉVOLUTIFS

L'escarre évolue en plusieurs phases :

- **stade I** : érythème avec œdème périphérique persistant à la levée de l'appui ;
- **stade II** : apparition de phlyctènes sur fond érythémateux (surtout observé sur les régions talonnières). Leur contenu peut être séreux ou hémorragique. Elles correspondent à une atteinte de l'épiderme et du derme.

Ces deux stades sont encore réversibles avec les techniques de soins et de prévention.

- **stade III** : l'escarre proprement dite réalise un aspect noirâtre, cartonné du tégument entouré d'une bordure érythémateuse et œdémateuse. Elle correspond à une atteinte de toute l'épaisseur de la peau. La lésion n'est pas douloureuse. On distingue parfois un écoulement séro-purulent ;
- **stade IV** : l'escarre atteint les tissus profonds. Après élimination ou nettoyage des zones nécrosées la lésion est une plaie à bords irréguliers, très profonde, au fond de laquelle on peut apercevoir la surface osseuse sous-jacente.

3. COMPLICATIONS

- Elles sont surtout infectieuses, fonction de la proximité d'émonctoires naturels, de l'état des défenses du malade, du type des soins antérieurs. Comme sur toute plaie chronique, la colonisation par des germes bactériens est constante, sans conséquence obligatoire pour la cicatrisation. Pour le diagnostic d'infection, il faut tenir compte des signes inflammatoires locaux, de la fièvre, de la nature et de la densité des bactéries rencontrées. La biologie (numération formule sanguine, protéine C réactive) est un argument supplémentaire. La présence au fond de la plaie de l'os ou d'une articulation fait suspecter une ostéite ou une arthrite dont la preuve peut-être difficile (radiographies, IRM, biopsie chirurgicale). Des septicémies à point de départ de l'escarre ne sont pas rares.
- Les complications à moyen terme sont celles de l'hospitalisation prolongée des sujets âgés, avec augmentation de la perte d'autonomie, aggravation de troubles psychiques, en particulier syndrome dépressif, complications iatrogènes, difficulté du retour à domicile et donc augmentation du risque de dépendance, décompensation de « tares » en particulier d'un diabète, décès.
- À plus long terme les escarres selon leur siège peuvent créer des troubles orthopédiques ou fonctionnels.

D. Prévention

1. FACTEURS DE RISQUE

- À côté des deux facteurs majeurs que sont une mobilité réduite et des troubles sensitifs, de nombreux autres facteurs favorisent l'apparition des escarres :
  - dénutrition des grands vieillards ;
  - amyotrophie des gens âgés et des polytraumatisés ;
  - sénescence cutanée, dermique en particulier ;

- troubles sphinctériens ;
- infections systémiques sévères ;
- artérite ;
- diabète ;
- obésité.

• Les facteurs de risque peuvent être évalués selon différentes échelles. Les mesures prophylactiques doivent être systématiquement envisagées dès que l'état de santé d'un malade nécessite un décubitus prolongé. Elles doivent tenir compte du pronostic fonctionnel chez le malade, de ses perspectives de « reverticalisation », de son état de déchéance éventuel. Le personnel infirmier doit être prévenu de ces mesures et de leur importance ; c'est lui qui aura l'essentiel de la responsabilité de la prophylaxie.

Trois mesures apparaissent nécessaires :

■ Réduction des durées d'appui

• Mobilisation passive du patient par le personnel de soins de façon très régulière. Les positions de références sont : décubitus dorsal, décubitus semi-latéral gauche et droit, position assise.
• Les positions de décubitus semi-latéral doivent être stabilisées par des coussins de mousse. La position assise doit être stabilisée et faire que l'appui concerne aussi les faces postérieures des cuisses.

■ Mesures d'hygiène

• Assurer la propreté minutieuse du lit et l'hygiène rigoureuse du patient changé dès qu'il se souille, pour éviter macération et pullulation microbienne. Les massages des zones d'appui à type d'effleurage, longtemps préconisés en prévention sur peau saine n'ont pas fait la preuve de leur efficacité.
• Les massages « effleurés » ou appuyés sont plus dangereux qu'utiles dès que la peau est altérée (stade I et au-delà).

■ Diminution des phénomènes compressifs par un support adapté

• Les surmatelas à eau, à gonflement alterné d'air ou à air statique sont à réserver aux malades ayant un risque important d'escarre (score de Norton < 10).
• Ils ont chacun des inconvénients et leur mauvais emploi peut être préjudiciable.
• Les mousses découpées sont confortables, d'installation facile et assurent une bonne répartition des pressions.
• Les coussins en mousse sont utiles chez les patients assis au fauteuil.

E. Traitement

1. L'ESCARRE PROPREMENT DITE

- Les mesures de prévention continuent à s'appliquer, un support adapté doit être systématiquement utilisé. Il peut s'agir d'un support statique ou dynamique (lit à coussins d'air, lit fluidisé).
- Le lit fluidisé est utile chez des patients avec escarre constituée ou après chirurgie. Il s'agit d'une cuve remplie de microsphères de céramique qui sont sans cesse brassées par un courant d'air chaud, qui permet une répartition harmonieuse et utile de l'appui.
- L'air chaud assèche les lésions suintantes et a aussi un effet antiseptique.
- Ce lit fluidisé est difficilement adaptable à la prévention de l'escarre à domicile, mais sa location permet une utilisation plus large.
- Le traitement local est celui d'une plaie profonde. Les soins d'hygiène sont pratiqués au mieux sur des lit-douches qui permettent une meilleure préhension du malade et une ergonomie adaptée pour les soignants. La détersion utilise des xerogels (DEBRISAN®), des hydrogels (INTRASITE®, NUGEL®) ou des hydrofibres (AQUACEL®) en complément d'une détersion au bistouri ou aux ciseaux des tissus nécrotiques. Les pansements hydrocolloides et les alginates sont utilisés préférentiellement en phase de bourgeonnement et de cicatrisation. Ils ont été validés par des études comparatives. Les berges saines doivent être protégées.
- La chirurgie permet de combler partiellement ou totalement l'escarre par des lambeaux. Elle nécessite une structure de suivi adaptée. Des greffes sont utiles pour diminuer le temps d'épidermisation.
- Après cicatrisation, il faut rester vigilant chez ces malades exposés au risque de récidive, en raison de la diminution d'épaisseur de la zone cicatrisée et de la sensibilité aux traumatismes.

2. LES FACTEURS ASSOCIÉS

Surveiller les troubles hydro-électrolytiques et corriger les états de dénutrition. Ceci nécessite un apport alimentaire d'au moins 2 000 calories par jour chez l'homme, de 1 600 cal par jour chez la femme, enrichi en protéines (au moins 1 g/kg/j). Elle est faite par l'alimentation normale, avec éventuellement des compléments nutritifs, voire par sonde gastrique.

3. PRISE EN CHARGE DE LA DOULEUR

4. PRISE EN CHARGE CHIRURGICALE

- L'escarre est une nécrose ischémique par compression de la peau et des tissus sous-cutanés.
- Elle suppose deux facteurs pathogènes : immobilité et non perception de la douleur.
- C'est le plus souvent une complication du décubitus chez une personne âgée alitée pour une maladie aiguë.
- Des échelles de prédiction (échelle de Norton) permettent le repérage des malades à risque de développer une escarre.
- Sa prévention est une urgence de la vigilance du personnel soignant.
- Le traitement préventif comporte 3 mesures bien codifiées : changements de positions, mesures d'hygiène, adaptation des supports.
- L'infection (fréquente) doit être différenciée de la colonisation bactérienne (constante).
- Dans l'escarre constituée le traitement curatif est indissociable de la poursuite des mesures préventives.

CHAPITRE 5[1] ➤ ECTOPARASITOSE CUTANÉE : GALE ET PÉDICULOSE

Module 7 : Santé et Environnement – Maladies transmissibles

I. LA GALE

A. Définition

- Ectoparasitose cutanée produite par un acarien : *Sarcoptes scabiei* parasite humain obligatoire qui se nourrit de cellules épithéliales.

B. Parasitologie

- Seule la femelle sarcopte est pathogène, elle creuse de sillons intra épidermiques pour déposer ses œufs.
- L'incubation est de 3 semaines pendant la primo-infection et seulement de 1-3 jours en cas de ré-infestation.
- Viabilité courte hors de l'organisme humain (1 à 2 jours).
- Le parasite devient immobile et meurt rapidement à moins de 20° C, il est tué dans quelques minutes par une température supérieure à 55° C.
- Le cycle parasitaire dure une vingtaine de jours.
- L'homme peut exceptionnellement devenir l'hôte d'une gale animalière en raison de l'adaptation étroite de chaque variété à son hôte, en cas d'infestation, les manifestations sont fugaces et une guérison spontanée est notée en quelques jours.

C. Épidémiologie

- La gale survient par des épidémies cycliques de 30-40 ans.
- La dissémination est principalement intra familiale.
- La transmission se fait lors des contacts directs et intimes (lit) ou beaucoup plus rarement de façon indirecte.

---

1. Question n° 79 du programme officiel. (Corina BARA)

- La précarité et la promiscuité sexuelle peuvent être considérés comme des facteurs de risque importants.
- La transmission au sein des collectivités pose parfois de vrais problèmes de santé publique.

D. Clinique

1. UN SEUL SIGNE SUBJECTIF IMPORTANT : LE PRURIT

- Il est initialement localisé au niveau des poignets et des régions génitales, épargnant le visage.
- Il devient généralisé avec une nette aggravation nocturne.
- L'interrogatoire peut retrouver les mêmes manifestations au sein de la famille.

2. LES SIGNES OBJECTIFS

- **Le sillon scabieux** (figure 8, cahier couleur) est une petite lésion linéaire de 5 mm de long localisée au niveau interdigital des mains et face interne des poignets. Il correspond au trajet intra épidermique de sarcopte et se finit par une petite papule entourée d'un halo érythémateux qui correspond à l'emplacement de l'acarien, le reste de trajet contient des œufs.
- **Les vésicules perlées** localisées à proximité des sillons sont liées à une réaction d'hypersensibilité locale. Elles ne contiennent ni des formes adultes ni immatures de sarcoptes.
- **Les lésions de grattage** sont fréquentes et généralisées, associées volontairement à de lésions provoquées par la surinfection, l'eczématisation ou la lichénification des lésions.
- **Le chancre scabieux** regroupe des lésions papuleuses très prurigineuses siégeant au niveau de la verge ou au niveau du scrotum.

Dans la **forme typique** les lésions ont une topographie évocatrice :
– les espaces interdigitaux des mains,
– la face interne des poignets,
– les coudes,
– la région ombilicale,
– les mamelons,
– la courbure fessière,
– la région génitale ; le visage et le cou sont en général épargnés et le dos moins atteint que les autres régions.

3. FORMES CLINIQUES PARTICULIÈRES

- **Gale des gens propres** : signes cliniques très discrets, anamnèse donc essentielle.

- **Gale du nourrisson** : caractérisée par une éruption vésiculo-pustuleuse au niveau palmo-plantaire caractéristique, présence des nodules scabieux dans la région axillaire et génitale, atteinte de visage. L'examen maternel est bien sûr indispensable.
- **Gale de la femme enceinte** : lésions vésiculeuses au niveau du ventre qui peuvent mimer une éruption polymorphe de la grossesse (PUPPP).
- **Gale croûteuse ou norvégienne** : prolifération parasitaire très importante réalisant un tableau clinique de érythrodermie croûteuse avec onyxis, très contagieuse pour le personnel soignant.
- **Gale du sujet** immunodéprimé souvent profuse, atteinte possible du cuir chevelu, on retrouve un nombre impressionnant des parasites.
- **Gale de sujet âgé** en collectivité : diagnostic souvent tardif, prise pour un prurit sénile, localisation des lésions au niveau du dos.
- **Gale bulleuse** : exceptionnelle, peut simuler une pemphigoïde bulleuse.

4. DIAGNOSTIC POSITIF

- Il est facile et se pose habituellement par un interrogatoire bien conduit et des signes cliniques.
- Le prurit est beaucoup plus intense le soir dans la chaleur du lit, le caractère conjugal ou familial représente des critères importants.
- L'éruption présente une topographie caractéristique, le diagnostic est certain à la mise en évidence des sillons. Celle-ci peut être facilitée par l'utilisation de l'encre de Chine qui se fixe dans les sillons.
- La mise en évidence de l'acarien se fait après shaving (exérèse intra épidermique) de sillon si possible de l'éminence acarienne.
- La biologie est inutile pour le diagnostic, elle peut mettre en évidence une hyper éosinophilie ou une augmentation de taux de IgE.

5. DIAGNOSTIC DIFFÉRENTIEL

- Pédiculose corporelle : le parasite est facilement retrouvé dans les vêtements, visible à l'œil nu.
- Gale animalière : transitoire sans sillons caractéristiques.
- Gale filarienne : sujet originaire de zone d'endémie.
- Prurit localisé ou diffus : toutes causes métaboliques, eczéma, etc.
- Acropustulose infantile, prurigo scrofulus (lié à des piqûres d'insectes), dermatite atopique chez l'enfant.

6. ÉVOLUTION SPONTANÉE VERS LA GUÉRISON EXCEPTIONNELLE

7. COMPLICATIONS

- Surinfections à type d'impétigo.

- Eczématisation des lésions.
- Un prurit post-scabieux après un traitement bien conduit dure en général quelques jours ; parfois il peut persister jusqu'à 2-4 semaines, au-delà il est lié ou à une ré-infestation ou à une acarophobie qui se manifeste par un prurit sans lésions spécifiques.
- Nodules post-scabieux : ce sont des lésions papulonodulaires localisées au voisinage des aisselles succédant les nodules scabieux ; il s'agit d'une réaction lymphocytaire qui s'estompe progressivement sans traitement spécifique.

E. Traitement

Le traitement doit être appliqué aux **sujets atteints par la gale et son entourage,** il doit être expliqué et écrit.

1. TRAITEMENTS LOCAUX

- Le benzoate de benzyle à 10 % (ASCABIOL®) : une application sur tout le corps sauf le visage et le cuir chevelu après la douche, maintenue pendant 12-24 h éventuellement renouvelée après 24 h ; sa commercialisation a été stoppée en France.
- Le lindane (SCABECID®, ELENOL®) moins utilisé en France à cause de la contre-indication chez la femme enceinte et l'enfant âgé de moins de 2 ans ; une seule application est suffisante pour une durée de 12 h.
- Les pyréthynoides (SPREGAL®) ont l'avantage de pouvoir être utilisés chez la femme enceinte et le nourrisson mais leur efficacité semblerait moins importante que le lindane.

2. TRAITEMENTS SYSTÉÉMIQUES

- L'ivermectine (MECTIZAN®, STROMECTOL®) a obtenu récemment l'AMM pour la gale à 200 microg/kg en une prise. Son utilisation doit être limitée à des cas particuliers : patients VIH + chez lesquelles les traitements locaux ont échoué, les épidémies en institutions : maisons de retraite, foyers logements, etc.
- Elle est contre-indiquée chez l'enfant âgé de moins 5 ans, la femme enceinte et qui allaite.
- Dans la littérature plusieurs cas de mort subite ont été décrits pendant le traitement par ivermectine sans que la cause puisse être affirmée.

3. TRAITEMENTS VÊTEMENTS ET ENVIRONNEMENT

- La gale peut se propager aussi par l'intermédiaire des vêtements, couvertures, matelas oreillettes etc. qui étaient en contact avec la personne infestée. Pour limiter ce type de transmission les draps et le linge de corps doivent être lavés à 50-60° C. Les vêtements qui ne supportent pas cette température seront mis dans un sac plastique poudré de préparation acaricide : A-PAR®. Le lindane en poudre (APHTIRIA®) a été récemment interdit de vente à cause de quelques cas d'asthme. Pour le mobilier et les objects difficiles à traiter, il ne faut pas oublier que le parasite ne vit pas plus de 48 h hors de contact humain.

4. TRAITEMENTS DES COMPLICATIONS

- Vaccination antitétanique à vérifier ; traitement des surinfections.

II. PÉDICULOSES – PHTIRIASES

A. Pédiculose capillaire

■ Agent

- *Pedicullus humanus, var capitis*, parasite hématophage strict.
- Durée de vie de 30 jours, la femelle pond 15-20 œufs/jours (lentes) collés au long des cheveux.
- Fréquente chez les enfants d'âge scolaire.

■ Symptômes

- Prurit qui débute dans la région occipitale et rétro auriculaire, descendant au niveau de la nuque.
- Signes cliniques : lésions de grattage, d'impétiginisation, rarement adénopathies cervicales postérieures, un eczéma excorié et des lésions de prurigo sont toujours présentes.

■ Diagnostic

- Découverte des lentes surtout dans la région rétro auriculaire, la découverte de parasite adulte et plus rare. Les lentes situées à moins de 1,3 cm de l'émergence de cuir chevelu sont considérées comme vivantes et témoignent d'une infestation active.

■ Traitement (pas d'éviction scolaire si le traitement et débuté rapidement après le diagnostic)

- Le malathion (PRIODERM®) est pédiculicide et lenticide : une application sur le cuir chevelu sec pendant 12 h est suffisante.
- Les pyréntynoides (Item) sont pédiculicides et lenticides mais des nombreuses résistances ont été notées.
- L'association malathion – permetrine-piperonyle (PARA SPÉCIAL POUX®) ne nécessite que 10 minutes ce contact.
- Le lindane est seulement pédiculicide et non lenticide, et n'est actuellement plus utilisé.

- Le DDT est aussi abandonné à cause de sa rémanence et des nombreuses résistances.

B. Pédiculose corporelle

■ Agent

- *Pediculus humanus corporis* hématophages stricts, se déplacent sur la peau juste pour leur repas, le reste de temps, sont réfugiés dans les vêtements ou ils pondent les œufs au niveau des coutures.
- Parasitose plus rare, s'observe chez des sujets avec une hygiène très précaire.

■ Symptômes

- Prurit des régions couvertes, surtout la région lombaire et scapulaire.
- Signes cliniques : lésions de grattage d'âge différent, lésions cicatricielles hyper pigmentées ou dépigmentées réalisant un tableau de « leucomélanodermie des vagabonds » très évocatrice.
- Jadis les poux de corps étaient responsables de la transmission du typhus épidémique et la fièvre récurrente cosmopolite ayant le rôle de vecteur.

■ Traitement

- Désinfection des vêtements et de la literie : poudrage avec lindane à laisser en contact pendant 12 h dans un sac plastique.

C. Phtiriase

■ Agent

- *Phtirius inguinalis* (« morpions ») a comme localisation préférentielle la pilosité génitale à l'émergence du poil hors de l'ostium folliculaire, rarement localisation au niveau axillaire, ciliaire et exceptionnellement au cuir chevelu.
- Maladie sexuellement transmissible, infestation par literie, serviettes possible.

■ Symptômes

- Prurit plus ou moins important.
- Signes cliniques : visualisation de parasite comme une petite masse grise au niveau de la racine des poils, lésions de grattage, taches ardoisée au niveau de l'abdomen de pathogénie inconnue.

■ Traitement

- Rasage et antiparasitaire local (lindane, malathion ou pyrétrinoïdes) ; l'oxyde de jaune de mercure peu être utilisé pour l'atteinte des cils.

CHAPITRE 6[1] ➤ ÉRYTHÈMES MACULO-PAPULEUX ET MALADIES ÉRUPTIVES DE L'ENFANT

Module 7 : Santé et Environnement – Maladies transmissibles et Troisième partie : Orientation diagnostique

I. GÉNÉRALITÉS

A. Définition

- Plaques érythémateuses (rouges) s'effaçant à la vitropression.

B. Variétés cliniques

- **Érythème morbilliforme** (celui de la rougeole) : macules (taches planes) ou maculo-papules (légèrement en relief) arrondies avec intervalles de peau saine.
- **Érythème roséoliforme** (celui de la roséole) : macules arrondies roses pâles, peu visibles, séparées par des intervalles de peau saine.
- **Érythème scarlatiniforme** (celui de la scarlatine) : larges nappes, rouge foncé, sans intervalle de peau saine, souvent recouvertes d'un piqueté purpurique, desquamant en quelques jours.

> – Pas d'électivité étiologique selon le type de l'éruption.
>
> – Ces aspects peuvent s'associer ou se succéder chez un patient en particulier au cours des toxidermies.

C. Étiologies

- Deux grandes causes :
  - médicamenteuses ;
  - infectieuses.

1. Questions n° 94 et 314 du programme officiel. (Hervé MAILLARD)

D. Examens complémentaires

- NFS, plaquettes recherche :
  - d'une lymphopénie, d'un syndrome mononucléosique : en faveur d'une infection virale ;
  - d'une hyperéosinophilie : en faveur d'une toxidermie.
- Bilan hépatique : cytolyse observée dans des viroses comme dans des réactions médicamenteuses. Parfois signe de gravité.
- Sérologies à 15 jours d'intervalle :
  - virales : CMV, EBV, Parvovirus B 19, HIV, antigène P24, hépatites A, B et C, rubéole... ;
  - autres : TPHA, VDRL, toxoplasmose, rickettsiose...
- Recherche de virus dans les selles (entérovirus).
- Histologie cutanée : infiltrats lymphocytaires dermiques périvasculaires. Les nécroses kératinocytaires, vacuolisations basales, éosinophiles dans l'infiltrat, sont en faveur d'une toxidermie.

II. CAUSES MÉDICAMENTEUSES

- Fréquentes.
- **Médicaments usuels à risque élevé de toxidermie de type maculo-papuleux :**
  - ampicilline, amoxicilline ;
  - anti-épileptiques (carbamazépine {TEGRETOL®} et phénytoïne {DIHYDAN®}) ;
  - sulfamides ;
  - IEC, allopurinol, pyrazolés, cytokines ;
  - D pénicillamine, sels d'or ;
  - captopril.
- Introduction du médicament 1 à 3 semaines avant l'éruption (érythème du 9e jour).
- Critères d'imputabilité de la pharmacovigilance.

III. CAUSES INFECTIEUSES

A. Érythèmes morbilliformes (figure 9, cahier couleur)

1. CAUSES VIRALES

■ À tous les âges

- **Entérovirus** (écho et coxsackie virus) :
  - surtout en période estivale. Érythème morbilliforme associé à un syndrome pseudogrippal pour coxsackie B ; à un syndrome

diarrhéique et méningé pour échovirus. Isolement du virus possible dans les fèces. Pas de sérodiagnostic.

- **Adénovirus** :
  - érythème morbilliforme et catarrhe rhino-pharyngé ou trachéobronchique, conjonctivite, adénopathies ;
  - l'érythème peut intéresser un seul hémicorps ;
  - isolement du virus possible dans les fèces + sérodiagnostic.
- **Primo-infection VIH** :
  - érythème morbilliforme avec fièvre, sueurs, arthralgies, myalgies, pharyngite, adénopathies, voire splénomégalie ;
  - biologie : syndrome mononucléosique, leucopénie ou thrombopénie ;
  - diagnostic : antigénémie P24 positive à partir du 10e jour. Les anticorps anti-HIV pouvant n'apparaître que 2 à 3 mois plus tard.
- **Mononucléose infectieuse** : due au virus d'Epstein-Barr (EBV) :
  - érythème morbilliforme et énanthème sont observés dans 10 % des cas de primo-infection. L'association à un traitement par ampicilline entraîne un érythème maculo-papuleux dans plus de 80 % des cas.
- **Cytomégalovirus** (CMV) :
  - érythème morbilliforme dans 10 % des cas. En cas de prise d'Ampicilline, cette éruption est quasi constante ;
  - diagnostic : virage sérologique (primo-infection).
- **Hépatites virales** :
  - urticaire, Gianotti-Crosti.

■ Maladies éruptives de l'enfant (elles touchent parfois l'adulte)

- **Rougeole** :
  - due au morbillivirus ;
  - incubation : 14 jours ;
  - phase d'invasion :
    - fièvre 39-40° C,
    - catarrhe oculo-naso-pharyngé,
    - signe de Köplik (pathognomonique) apparaît à la 36e heure : minuscules tâches blanc bleuâtre à la face interne des joues, sur un fond érythémateux. Il est inconstant et peut s'associer à un purpura du voile du palais ;
  - après 3 ou 4 jours, apparaît une éruption qui débute derrière les oreilles, d'évolution descendante, se généralise en 4 jours, faite de macules rouge cuivré, de 3 à 6 mm de diamètre. L'éruption disparaît en une semaine et peut être suivie d'une desquamation ;
  - complications possibles : otite, laryngite, surinfection pulmonaire, encéphalomyélite. Elles sont rares et surviennent surtout sur un terrain débilité (nourrissons, immunodéprimés) ;

– diagnostic : habituellement clinique. Mise en évidence possible du virus dans les sécrétions pharyngées + recherche d'IgM spécifique possible dans le sérum.

- **Rubéole :**
  - due au rubivirus ;
  - incubation : 15 jours ;
  - éruption débutante : début au visage (aspect cramoisi) s'étendant en moins de 24 heures au tronc et aux membres supérieurs, faite de macules rose pâle. Guérison rapide en quelques jours ;
  - diagnostic évoqué sur la clinique et confirmé par le virage sérologique ;
  - complications : rares : polyarthrite, méningo-encéphalite, thrombopénie ;
  - risque majeur lorsque la rubéole survient dans l'entourage d'une femme enceinte ou au cours des 3 premiers mois de grossesse, risque de malformation fœtale grave. Intérêt d'un examen sérologique.
- **Mégalérythème épidémique (5e maladie) :**
  - dû au parvovirus B 19 ;
  - atteint les enfants de 4 à 12 ans, par petites épidémies ;
  - transmission respiratoire ;
  - incubation : en moyenne 10 jours ;
  - début au visage, lui donnant un aspect « souffleté », puis survenue de macules rosées à contours circinés, dessinant des guirlandes ;
  - prédominant aux membres (la plus jolie des dermatoses) ;
  - disparition de l'éruption en quelques jours, sans desquamation ;
  - arthralgies possibles ;
  - diagnostic : clinique + virage sérologique.
- **Exanthème subit du nourrisson :**
  - manifestation de la primo-infection à HHV 6 (herpès virus de type 6) ;
  - atteint les enfants avant 3 ans ;
  - début par une fièvre à 39° C qui chute après 2 à 3 jours alors qu'apparaissent des macules rose pâles du cou et du tronc ;
  - disparaissant en 12 à 48 heures ;
  - diagnostic : clinique et sérodiagnostic.
- **Maladie de Kawasaki :**
  - atteint surtout les enfants de 2 à 5 ans ;
  - étiologie inconnue (infectieuse ?) ;
  - diagnostic posé sur la présence d'une fièvre persistante > 5 jours et de 4 de ces 5 critères :
    - conjonctivite bilatérale,
    - éruption survenant entre le 1er et 5e jour : l'aspect peut être urticarien, morbilliforme, scarlatiniforme, vésiculopustuleux, ou purpurique,
    - érythème palmo-plantaire avec œdème douloureux,

    • atteinte muqueuse (chéilite, érythème pharyngé ou langue framboisée),
    • adénopathies cervicales ;
- risque d'atteintes extra-cutanées, en particulier cardiaques : infarctus, anévrisme coronarien, péricardite. Intérêt d'une échographie cardiaque ;
- traitement : immunoglobulines IV à fortes doses d'urgence, aspirine.

2. CAUSES BACTÉRIENNES : RARES

■ Rickettsioses : fièvre boutonneuse méditerranéenne

- Due à *Rickettsia conorii* transmise par morsure de tiques.
- Incubation : 5 à 10 jours.
- Début brutal par fièvre 39° C, céphalées, arthralgies, puis 2 à 4 jours après, survient une éruption de petits éléments papuleux, parfois purpuriques atteignant le tronc les membres, les paumes et plantes, épargnant la face.
- On recherche l'escarre ou tâche noire qui correspond à la piqûre initiale :
  - polyadénopathies sensibles.
- Atteintes neurologique, myocardique, hépatique possibles :
  - le diagnostic est confirmé par la sérologie.
- **Traitement** : cyclines, quinolones ou macrolides.

■ Typhus exanthématique

- éruption maculeuse entre le 4e et le 7e jour.

■ Les infections à *Mycoplasma pneumoniae* peuvent être à l'origine d'un exanthème morbiliforme

■ Le sodoku

- Dû à un spirochète (*Spirillum minus*) inoculé par morsure de rat ;
- 1 à 4 semaines après la morsure, apparaissent une fièvre à 39° C, une ulcération, une adénopathie satellite et une éruption de larges macules roses ;
- Diagnostic : mise en évidence du germe au microscope, sur frottis de l'ulcération ;
- Traitement : pénicilline.

3. CAUSES PARASITAIRES

■ Toxoplasmose acquise (++)

- Exanthème maculo-papuleux transitoire, avec adénopathies périphériques. Possibilité d'un syndrome mononucléosique à la NFS.
- Diagnostic : sérologie (positivation à 15 jours d'intervalle).
- Traitement : rovamycine.

B. Responsables plutôt d'érythèmes roséoliformes et rares actuellement en France

1. ROSÉOLE INFANTILE

- Due à HHV6.
- Atteint les nourrissons entre 6 mois et 2 ans.
- Incubation : environ 10 jours.
- Fièvre à 39-40° C, puis éruption discrète du tronc, transitoire.

2. ROSÉOLE SYPHILITIQUE

- Apparaît 45 jours après le chancre.
- Autres signes de syphilis secondaires : plaques muqueuses.
- Réactions sérologiques fortement positives à ce stade de la maladie.

3. ROSÉOLE LÉPREUSE

C'est un des aspects cliniques de la lèpre indéterminée qui peut évoluer vers une lèpre tuberculoïde, plus rarement vers une lèpre lépromateuse.

4. FIÈVRE THYPHOÏDE

Elle peut comporter à la phase d'état des macules thoraco-abdominales, rose pâle, arrondies, de la grosseur d'une tête d'épingle, non prurigineuses. Elles évoluent en 2 à 3 poussées puis s'effacent en 3 à 5 jours.

C. Érythèmes scarlatiniformes

Les toxines streptococciques et staphylococciques agissent comme des super-antigènes qui stimulent les lymphocytes T à libérer des cytokines en grande quantité, responsables de signes viscéraux, de réactions cutanées scarlatiniformes et/ou bulleuses.

1. SCARLATINE

- Due à un streptocoque Bêta hémolytique du groupe A, sécrétant une toxine érythrogène.
- Incubation : 2 à 5 jours.
- Début : fièvre à 40° C, angine rouge, douloureuse, nausées, vomissements et douleurs abdominales.
- Puis érythème scarlatiniforme apparaissant en 24-48 heures à la face antérieure du thorax. Extension en un à deux jours à l'ensemble du tégument.
- Langue saburale puis l'enduit blanchâtre disparaît de la périphérie vers le centre. Au 5e jour, la langue est rouge et dépapillée (langue framboisée).
- Adénopathies cervicales.

- L'éxanthème disparaît en 3 à 10 jours, suivi d'une desquamation de la région cervicale, du thorax, avec un aspect en doigt de gant à l'extrémité des membres.
- Il existe des formes graves, des formes frustres, des formes à porte d'entrée extrapharyngée.
- Diagnostic : clinique et mise en évidence du streptocoque au niveau pharyngé, et par le dosage des anti-streptolysines, anti-streptokinases, et anti-streptodornases. NFS : hyperleucocytose avec éosinophilie modérée.
- Traitement : pénicilline, macrolides.

2. SYNDROME DU CHOC TOXIQUE STREPTOCOCCIQUE

- Dû à une toxine A sécrétée par les streptocoques d'un foyer infectieux (érysipèle, ORL...).
- Touche le plus souvent l'adulte.
- Fièvre élevée, myalgies, vomissements.
- Érythème scarlatiniforme.
- Choc et défaillances multiviscérales.
- Décès dans 40 % des cas.
- Traitement : pénicilline, clindamycine ++ (inhibe la synthèse de toxines), réanimation, voire gammaglobulines.

3. SYNDROME DE CHOC TOXIQUE STAPHYLOCOCCIQUE (*TOXIC SHOCK SYNDROME* : TSS)

- Sécrétion de toxines par un foyer staphylococcique.
- (tampons vaginaux chez les femmes, abcès, cellulite).
- Fièvre à 39° C.
- Érythème scarlatiniforme généralisé, rougeur des muqueuses.
- État de choc ± marqué, parfois discret.
- Décès dans 5 % des cas.
- Traitement : réanimation, antibiotiques anti-staphylococciques.

4. *STAPHYLOCOCCAL SCALDED-SKIN SYNDROME* (SSSS, LYELL STAPHYLOCOCCIQUE)

- Le plus souvent chez l'enfant.
- Survient quelques jours après une infection staphylococcique ORL, cutanée (impétigo), ou profonde.
- Érythème scarlatiniforme évoluant vers des décollements bulleux superficiels.
- Liée à la sécrétion de toxines exfoliatives.
- Guérison rapide sous antibiotiques anti-staphylococciques.

Étiologies infectieuses des exanthèmes maculo-papuleux

Virales

- Picornavirus
  - entérovirus : échovirus, coxsackie A et B
  - hépatite A
- Morbillivirus : rougeole
- Rubivirus : rubéole
- VIH : primo-infection
- VRS : virus respiratoire syncitial
- Herpès virus : EBV, CMV, HHV 6
- Parvovirus B19 : mégalérythème épidémique ou 5e maladie
- Hépatite B : syndrome de Gianotti-Crosti
- Adénovirus

Bactériennes

- Scarlatine streptococcique
- *Toxic shock syndrome*
- Rickettsiose
- Éruption dans le cadre d'une septicémie, méningococcémie, gonococcie

Parasitaire

- Toxoplasmose

Spirochètes

- Syphilis secondaire

Infectieux, mais d'agent non démontré

- Maladie de Kawasaki

Médicaments à risque élevé (> 3 %) de toxidermies maculo-papuleuses

Antibiotiques

- Bétalactamines (ampicilline, amoxicilline)
- Isoniazide
- Rifampicine

Sulfamides

- Sulfadiazine
- Sulfamétoxazole-trimétoprime
- Sulfasalazine

Produits de contraste iodés

Anticonvulsivants

- Phénytoïne
- Carbamazépine

Allopurinol

Sels d'or

D pénicilamine

- L'érythrodermie est un syndrome rare, diagnostiquée devant la présence d'un érythème confluant associé à une desquamation touchant l'ensemble des téguments (plus de 90 % de la surface corporelle) et d'évolution prolongée.
- Il s'agit d'une urgence dermatologique qui nécessite le plus souvent une hospitalisation dans un service spécialisé.
- Elle peut s'accompagner d'un prurit féroce et d'un œdème important avec sensation de tiraillement cutané. L'atteinte des muqueuses est possible sous forme d'une chéilite, conjonctivite ou stomatite.
- Elle s'associe fréquemment à une altération de l'état général avec fièvre, adénopathies et parfois à des troubles hémodynamiques par déperdition hydroélectrolytique.

I. DIAGNOSTICS ÉTIOLOGIQUES DE L'ÉRYTHRODERMIE CHEZ L'ADULTE

L'interrogatoire est l'un des éléments clés de l'enquête étiologique d'une érythrodermie. Le médecin doit s'intéresser à l'ancienneté de l'éruption, aux antécédents dermatologiques et généraux du patient, à la notion d'une éventuelle prise médicamenteuse récente, aux traitements topiques et rechercher un contexte infectieux contemporain à l'éruption.

A. Les dermatoses érythrodermiques

Ce sont les causes les plus fréquentes d'érythrodermies : les plus rencontrées chez l'adulte sont le psoriasis et l'eczéma et chez l'enfant la dermatite séborrhéique (cf. chapitre 1).

1. Question n° 314 du programme officiel. (Hervé MAILLARD)

B. Érythrodermie d'origine médicamenteuse

- Les médicaments les plus souvent incriminés sont les sels d'or, les sulfamides antibactériens, les anticomitiaux, l'allopurinol, les bétalactamines.
- L'érythrodermie d'origine médicamenteuse apparaît au minimum une semaine après l'introduction du médicament. Le calcul des critères d'imputabilité intrinsèque et extrinsèque permet de trancher parmi l'ensemble des médicaments potentiellement responsables du tableau clinique. Lorsque le diagnostic est posé, le médecin doit **rapidement stopper** le médicament suspect et faire une **déclaration à la pharmacovigilance**.
- Une érythrodermie de cause médicamenteuse s'intègre, le plus souvent dans le tableau du syndrome d'hypersensibilité médicamenteuse ou **DRESS** (*Drug Rash with hyperEosinophilia and Systemic Symptoms*). Cliniquement, il se présente comme une réaction médicamenteuse atteignant la peau et les viscères (hépatite), accompagnée de fièvre et caractérisée biologiquement par une hyperéosinophilie et un syndrome mononucléosique. L'éruption initiale est le plus souvent maculopapuleuse, et peut évoluer vers une érythrodermie. Le DRESS survient 2 à 6 semaines après l'introduction du médicament responsable. L'évolution est le plus souvent favorable avec un traitement symptomatique et l'arrêt précoce du médicament responsable.

C. Érythrodermie et hémopathies

- L'hypothèse d'un lymphome T cutané épidermotrope, en particulier d'un syndrome de Sézary doit être soulevée devant une érythrodermie chronique, prurigineuse et infiltrée, surtout si elle est associée à des adénopathies périphériques.
- Diagnostic : histologie cutanée, positivité de la recherche de cellules de Sézary dans le sang, mise en évidence de la clonalité de ces cellules (réarrangement génique du récepteur des cellules T dans la peau et dans le sang).
- D'autres hémopathies peuvent, beaucoup plus rarement se manifester par une érythrodermie : maladie de Hodgkin, lymphome malin non Hodgkinien, leucémie, myélodysplasie...

D. Érythrodermie d'origine infectieuse

- Le clinicien doit penser à la possibilité d'une érythrodermie infectieuse en particulier la gale croûteuse dite « norvégienne ».

- L'érythrodermie est farineuse, croûteuse et hyperkératosique, extrêmement contagieuse et survient sur un terrain débilité : personne âgée vivant en collectivité et/ou sujet immunodéprimé.

E. Autres causes d'érythrodermie

- La maladie aiguë du greffon contre l'hôte (GVH) peut s'accompagner d'une érythrodermie. Le diagnostic est dans ce cas aisé compte tenu du contexte.
- Des cas d'érythrodermie paranéoplasique ont été décrits révélant des cancers viscéraux (poumon, œsophage, prostate, thyroïde, sein, ovaire, rectum).

F. Érythrodermie idiopathique

- Dans un nombre assez élevé de cas (10 à 40 %) la cause de l'érythrodermie reste inconnue. Une partie de ces érythrodermies idiopathiques évoluera vers un lymphome cutané.

II. ÉRYTHRODERMIES DE L'ENFANT

À partir de l'âge de 3 mois, les étiologies des érythrodermies de l'enfant sont les mêmes que chez l'adulte. Avant l'âge de 3 mois, il est nécessaire de différencier les érythrodermies congénitales des érythrodermies acquises.

A. Érythrodermies congénitales

- Ce sont des maladies héréditaires avec anomalie de la kératinisation apparaissant dès la naissance et persistant à l'âge adulte. Ces nouveau-nés doivent être confiés rapidement à un dermatopédiatre spécialisé pour préciser le diagnostic et assurer la prise en charge thérapeutique et le conseil génétique.

B. Érythrodermies acquises du nourrisson

- La dermatite atopique lorsqu'elle est sévère peut réaliser un aspect d'érythrodermie chez le nourrisson.
- La maladie de Leiner et Moussous est une dermite séborrhéique sévère, généralisée du nourrisson.
- La maladie de Letterer-Siwe (histiocytose langerhansienne), la mastocytose cutanée diffuse érythrodermique et certains déficits immunitaires peuvent exceptionnellement être à l'origine d'une érythrodermie acquise ou congénitale chez un nourrisson.

III. COMPLICATIONS DES ÉRYTHRODERMIES

La gravité de l'érythrodermie est corrélée au terrain sur lequel elle survient et aux complications qu'elle entraîne.

A. Les troubles hydroélectrolytiques

- La déperdition hydroélectrolytique est provoquée par la vasodilatation cutanée, la desquamation, le suintement, l'œdème et la fièvre.
- Elle peut décompenser une défaillance cardiaque, respiratoire ou rénale.

B. Les complications du décubitus

- Ces complications doivent rapidement être prises en charge pour éviter l'apparition d'une dénutrition, d'une cachexie ou d'escarres liées à l'alitement prolongé.

C. Les complications infectieuses

- La mortalité des patients atteints d'érythrodermie serait de 19 % et principalement liée aux complications infectieuses de la maladie.
- Il s'agit, soit d'infections cutanées à staphylocoque, à virus herpès ou varicelle-zona, soit d'infections générales comme des pneumopathies ou des septicémies. Le diagnostic de sepsis est difficile car l'érythrodermie peut par elle-même provoquer une fièvre et des frissons, de plus, les hémocultures sont fréquemment contaminées par des germes présents sur les lésions cutanées.

IV. PRISE EN CHARGE DE L'ÉRYTHRODERMIE

A. Hospitalisation en urgence

- Dans un service de dermatologie ou en service de réanimation médicale en fonction de l'état du patient.
- Bilan biologique pour évaluer la gravité de la dermatose.
- Rééquilibration des troubles hydroélectrolytiques et traitement des éventuelles défaillances viscérales.

B. Recherche étiologique

- Interrogatoire : recherche d'antécédent, de prise médicamenteuse, de contexte infectieux.
- Arrêt d'éventuels médicaments suspects.

- Biopsie cutanée pour mettre en évidence des signes histologiques spécifiques de la maladie responsable de l'érythrodermie. Dans la plupart des cas, elle est non spécifique. Elle doit être répétée en cas de suspicion de lymphome cutané.
- Prélèvements bactériologiques multiples.

C. Adaptation du traitement à la cause de l'érythrodermie

■ Traitement symptomatique

Le réchauffement du malade permet de limiter ses pertes caloriques, l'hypercatabolisme et la dénutrition. Dans les formes graves, une corticothérapie locale de niveau I entraînera une amélioration symptomatique rapide.

- L'érythrodermie est un érythème généralisé associé à une desquamation et d'évolution prolongée.
- L'aspect clinique de l'érythrodermie ne préjuge pas de sa cause.
- L'érythrodermie est un syndrome dermatologique grave dont les principales causes sont : psoriasis, dermatite atopique, lymphome cutané et réaction médicamenteuse.

CHAPITRE 8[1] ➤ GROSSE JAMBE ROUGE AIGUË

Module 11 : Synthèse clinique et thérapeutique – De la plainte du patient à la décision thérapeutique – Urgences

La « grosse jambe rouge aiguë » réalise un tableau clinique d'installation rapide en quelques heures (maximum 48 heures) associant un placard érythémateux assez bien limité, parfois extensif, uni ou bilatéral, associé souvent à un œdème et pouvant s'accompagner de signes infectieux. Un œdème du membre inférieur peut être primitif, dû à la maladie causale, ou être secondaire à une pathologie associée (insuffisance lymphatique ou veineuse). Il est responsable d'une partie de la symptomatologie locale et doit être pris en compte dans le traitement.

I. LE DIAGNOSTIC POSITIF

A. L'interrogatoire

Il fait préciser :

- la date de début et les modalités évolutives (début brutal ou insidieux, extension rapide ou lente...) ;
- la précession par des prodromes : frisson, douleur locale... ;
- les antécédents chirurgicaux sur le membre concerné : chirurgie osseuse ou vasculaire, présence d'un corps étranger... ;
- un antécédent récent d'une pathologie du pied ou de la jambe (douleur ou prurit inter-orteils, traumatisme, grattage, arthralgie, entorse ou tendinite de la cheville...) ;
- la notion d'un œdème chronique de jambe soit par stase veineuse (insuffisance veineuse, post phlébitique...) ou par stase lymphatique, avec la présence éventuelle d'un ulcère de jambe ;
- les traitements déjà instaurés, notamment les antibiotiques par voie générale et les traitements topiques ;
- la notion de morsure animale, de piqûre ;
- l'existence de maladies associées : diabète, insuffisance veineuse, artériopathie, rhumatismes..., sans oublier un alcoolisme chronique.

1. Question n° 204 du programme officiel. (Hervé MAILLARD)

Les signes subjectifs locaux sont variables. Une sensation de brûlure locale est plus fréquente, de tension douloureuse si l'œdème est important. Un prurit peut être présent. La symptomatologie douloureuse est aggravée par la position déclive, ou la palpation.

B. L'examen clinique

Il recherche :

- le siège uni- ou bilatéral des lésions ;
- la nature des lésions élémentaires cutanées. Le plus souvent l'érythème est rouge vif. L'œdème de la plaque est souvent tendu mais dépressible. Sa palpation est douloureuse. L'œdème peut être plus étendu, ferme, avec perte de ballottement du mollet. Une douleur à la pression ou à la dorsiflexion du pied fait évoquer une thrombose veineuse profonde. Des vésicules et/ou des bulles peuvent être présentes. Un œdème de constitution rapide peut entraîner des décollements superficiels étendus, en particulier chez le sujet âgé. Il faut rechercher attentivement :
  - des lésions de nécrose superficielle ou profonde (elles sont marquées par une pâleur de certaines zones ou des plaques noirâtres) ;
- la bonne limitation des lésions cutanées et leur étendue sont évocatrices d'un érysipèle (diagnostic le plus fréquent) ;
- une porte d'entrée potentielle : intertrigo inter-orteils, ulcère de jambe, plaie traumatique, excoriations, lésions de grattage, piqûre d'insecte... ;
- des signes neurologiques (hypo- ou anesthésie superficielle) ;
- des signes d'insuffisance veineuse chronique : œdème vespéral, varices, dermatoliposclérose ;
- les pouls périphériques pédieux et tibial postérieur, parfois difficiles à palper avec l'œdème ;
- des signes régionaux : lymphangite, adénopathie inflammatoire inguinale homolatérale. La mobilité articulaire est conservée, un épanchement articulaire réactionnel est rare ;
- des signes généraux : fièvre, altération de l'état général, signes de choc toxi-infectieux (hypotension, cyanose).

C. Les signes de gravité

- Leur présence doit conduire à un diagnostic étiologique et à une prise en charge rapides. Leur présence fait suspecter une fasciite nécrosante (tableau I).
- Le rôle délétère ou aggravant des anti-inflammatoires non stéroïdiens a été suspecté, sans jamais être prouvé. Il faut systématiquement les rechercher et, par précaution, les arrêter.

Signes généraux et symptomes	Fièvre élevée avec confusion Désorientation Tachypnée Tachycardie Oligurie Hypotension Pâleur
Signes locaux	Douleur locale intense Œdème majeur Bulles hémorragiques Nécrose focale Hypoesthésie Livedo Crépitation
Autres facteurs	Co-morbidité : diabète, obésité Contexte social : sans domicile fixe

Tableau I. Marqueurs de sévérité de l'érysipèle

D. Les examens complémentaires

Il n'y a pas de bilan standard devant une grosse jambe rouge. Les examens à demander doivent préciser :

- la nature infectieuse : prélèvement bactériologique de toute lésion de jambe avec effraction cutanée, d'un intertrigo inter-orteil, numération et formule sanguine, protéine C réactive ;
- en cas de suspicion de thrombose veineuse : D-dimères, écho-Doppler des membres inférieurs ;
- en cas de signes de gravité : enzymes musculaires, ionogramme sanguin, pH et gaz du sang (acidose métabolique ?), coagulation (coagulation intravasculaire disséminée ?)

L'imagerie (radiologie, échographie des parties molles, examen par résonance magnétique) est limitée aux tableaux évocateurs de fasciite nécrosante. L'échographie peut être utile pour dépister un abcès profond.

II. DIAGNOSTIC ÉTIOLOGIQUE

A. Érysipèle

- Dermo-hypodermite aiguë bactérienne à streptocoques β-hémolytiques A, plus rarement B, C ou G.
- Maladie fréquente.
- Atteinte des membres inférieurs favorisée par l'insuffisance veineuse et (ou) lymphatique.
- Facteurs favorisants : lymphœdème, porte d'entrée intertrigo inter-orteil, ulcère de jambe, obésité.

- Forme habituelle : « grosse jambe rouge aiguë fébrile » unilatérale.
- Début brutal.
- Fièvre élevée (39 à 40 ° C) avec frissons, qui souvent précède de quelques heures l'apparition du placard cutané inflammatoire.
- Plaque érythémateuse, œdémateuse, circonscrite et douloureuse à la palpation (figure 10, cahier couleur). Bourrelet périphérique marqué rarement retrouvé. Dans certains cas, des décollements bulleux superficiels, conséquence mécanique de l'œdème dermique, ou un purpura, sont observés sur le placard.
- Adénopathies inflammatoires homolatérales ou traînée de lymphangite homolatérale.
- Porte d'entrée décelable dans les 2/3 des cas : intertrigo interdigito-plantaire, piqûre, traumatisme avec effraction cutanée passée inaperçue, ulcère de jambe.
- Examens complémentaires :
  - hyperleucocytose (≥ 10 000/mm^3) avec polynucléose neutrophile (> 7 000/mm^3) ;
  - syndrome inflammatoire biologique : VS > = 80 mm à la 1re heure ; protéine C réactive (CRP) souvent > 100 mg/l d'emblée ;
  - les hémocultures sont de faible rentabilité ;
  - des formes subaiguës, où la fièvre et l'hyperleucocytose sont modérées, voire absentes, ne sont pas rares, notamment au membre inférieur. Dans ces cas, le diagnostic repose sur les caractères cliniques du placard inflammatoire cutané et sa régression sous antibiothérapie anti-streptococcique.
- Évolution favorable en 8 à 10 jours sous traitement antibiotique dans plus de 80 % des cas : apyrexie en 48 à 72 heures ; amélioration des signes locaux en 5 à 7 jours. Une phase d'extension dans les premières 24 heures sous traitement (érythème débordant les limites initiales dessinées au feutre) est fréquemment observée. Une phase de desquamation superficielle secondaire est parfois observée.
- Complications locales dans 5 à 10 % des cas, surtout en cas de maladies associées, d'immunodépression. Des abcès localisés superficiels, plus rarement profonds, doivent être incisés et drainés, parfois sous anesthésie générale.
- Complications systémiques rares : septicémie à streptocoque, glomérulonéphrite aiguë post-streptococcique, voire érythème noueux.
- Récidive = complication la plus fréquente (20 % des malades). Elle survient sur un terrain d'insuffisance veineuse ou lymphatique chronique et elle est souvent associée à la persistance ou la récidive d'une porte d'entrée chronique (dermatose, ulcère de jambe).

B. Autres dermo-hypodermites infectieuses

- Le tableau clinique est variable.
- Il peut ressembler à un érysipèle. Ce tableau semble plutôt s'observer chez des malades immunodéprimés. Les germes rencontrés sont *Staphylococcus aureus*, *Pseudomonas aeruginosa* principalement ou des germes transmis par contact avec une eau souillée *(Vibrio vulnificus, Aeromonas hydrophila)*.
- Le tableau clinique est le plus souvent une dermo-hypodermite à évolution subaiguë. L'inflammation apparaît plus profonde et l'érythème est moins bien limité. Cette évolution subaiguë s'observe aussi après un début initial simulant un érysipèle ; l'évolution est moins favorable, avec une dermo-hypodermite qui ne répond pas au traitement anti-infectieux. Le diagnostic à éliminer est celui d'une **fasciite nécrosante** (figure 11, cahier couleur). Il faut rechercher une **anesthésie locale** et les autres **signes de gravité locaux ou généraux**.
- Le tableau peut être plus aigu avec des signes locaux de gravité d'emblée. La présence de zones nécrotiques est évocatrice. Les signes généraux sont marqués, ainsi que les signes infectieux. Les examens complémentaires sont de peu d'utilité. Le diagnostic de fasciite nécrosante doit amener une prise en charge médico-chirurgicale rapide en unités de soins intensifs. Les germes responsables sont le streptocoque, le staphylocoque, des germes Gram –, des anaérobies. Ils peuvent être multiples.
- S'il existe une notion de morsure animale (chat, chien), une pasteurellose d'inoculation doit être évoquée. Le même tableau de dermo-hypodermite infectieuse est présent. Une échographie est utile pour dépister une collection musculaire ou hypodermique qui devra être opérée.
- Le rouget du porc peut être suspecté devant une plaie érythémateuse au pourtour œdématié lors de blessures par un os de porc, de mouton, surtout d'arêtes de poisson ou de crustacés pour les jambes.
- Traitement : macrolides.

C. Dermo-hypodermite inflammatoire sur insuffisance veineuse

- L'insuffisance veineuse chronique évolue progressivement avec des altérations cutanées visibles. Des télangiectasies et des varices réticulaires (de petite taille, en mailles de filet, siégeant au creux poplité où à la face externe des membres inférieurs) sont présentes au début. Les varices deviennent plus marquées et s'accompagnent d'un œdème. Ensuite apparaissent des troubles trophiques (pigmentation ou dermatite ocre, atrophie blanche et dermatoliposclérose). L'ulcération constitue le dernier stade.

- La dermatoliposclérose est une infiltration scléreuse des jambes, prédominant à leur moitié inférieure. Progressivement elle diminue le périmètre jambier, devient très dure et s'accompagne d'un œdème sus- et sous-jacent. Elle est quasiment spécifique de l'insuffisance veineuse, et complique souvent une thrombose veineuse profonde après plusieurs années. Sur ce terrain peuvent apparaître des poussées inflammatoires, simulant un érysipèle lorsqu'elles sont unilatérales. Ces poussées sont particulièrement douloureuses.

D. Autres dermo-hypodermites inflammatoires

- **Panniculite** : lésions nodulaires et des plaques inflammatoires hypodermiques, qui siègent plutôt aux cuisses, à l'abdomen, aux bras, et qui peuvent s'intégrer dans un contexte systémique.
- **Érythème noueux** :
  - nouures aux faces d'extension des jambes et des genoux, parfois des cuisses et des avant-bras ; en petit nombre, bilatérales, grossièrement symétriques, spontanément douloureuses, chaudes et mobiles ;
  - syndrome général avec fièvre et arthralgies de la phase prodromique persiste ou s'accentue ;
  - *évolution régressive,* spontanée, accélérée par le repos ou le traitement symptomatique : chaque nouure évolue en une dizaine de jours, en prenant des aspects contusiformes bleus et jaunâtres, vers la disparition intégrale sans séquelles ;
  - *causes à rechercher :* sarcoïdose, infections à streptocoque, tuberculose, yersiniose, colites inflammatoires (RCUH, Crohn)...

E. Eczéma

- Dermatose immuno-allergique due à une hypersensibilité à un allergène de contact.
- Prurit, vésicules sur base inflammatoire, bordure émiettée. Il est localisé à la région de contact avec l'allergène.
- Des eczémas de jambe se voient chez des malades traités pour des ulcères. L'eczéma prédomine à la région péri-ulcéreuse mais peut s'étendre donnant une grosse jambe rouge suintante. Les allergènes les plus fréquemment rencontrés sont la lanoline, les antibiotiques locaux, les conservateurs, les émulsifiants, l'hydrocortisone, les dérivés de la colophane...
- Un eczéma de jambe peut aussi s'observer à la suite d'applications d'anti-inflammatoires non stéroïdiens pour des indications rhumatologiques abarticulaires. Il peut se surajouter une photosensibilisation comme avec le ketoprofène.

- Dans tous ces cas, une exploration allergologique par tests épicutanés est nécessaire.
- Une eczématisation est souvent observée sur un terrain d'insuffisance veineuse chronique. Elle peut être liée à un vrai eczéma de contact, mais parfois elle apparaît sans allergène démontré. Le mécanisme n'est pas connu. Les termes de « dermatite de stase, eczéma variqueux » sont aussi employés. Le rôle d'une inflammation non-immune liée à l'hyper pression veineuse et au piégeage leucocytaire dermique n'est pas prouvé. Dans ces cas, la dermatose de type eczéma est initialement localisée aux deux jambes, parfois en regard d'une varice ou d'une perforante et a tendance à s'étendre au reste du corps. Une surinfection est possible. Une phase d'eczématisation chronique (figure 12, cahier couleur) moins suintante et squameuse s'installe secondairement, parfois compliquée par des poussées aiguës.

F. Thrombose veineuse

- La thrombose veineuse profonde isolée ne donne pas de tableau de grosse jambe rouge. Elle peut, rarement, s'associer à un érysipèle, ce qui doit faire recourir en cas de doute à une exploration vasculaire (écho-Doppler veineux).
- La thrombose veineuse superficielle est plus facile à diagnostiquer. Elle est linéaire et un cordon ou des nodules inflammatoires superficiels sont palpés.

G. Autres causes

- Photo dermatoses : une symptomatologie de type coup de soleil rarement limitée aux seules jambes. Ceci est le plus souvent dû à une photo toxicité locale après application d'un topique photosensibilisant.
- Syndrome des loges = un œdème musculaire mis en tension dans le fascia par un exercice physique violent. L'aspect inflammatoire simulant un érysipèle est exceptionnel.

H. Diagnostic différentiel

- Thrombose veineuse profonde.
- Lymphangite : trajet rouge inflammatoire, avec souvent une adénopathie inguinale. La lymphangite peut parfois réaliser une nappe. Elle peut être associée à un érysipèle.
- Borréliose au stade d'érythème annulaire centrifuge est plus circonscrite, moins inflammatoire et non fébrile. La morsure de tique n'est pas toujours retrouvée.

- Lymphœdème chronique en poussée inflammatoire, dont l'étiologie infectieuse n'est pas toujours claire. En cas d'atteinte unilatérale, le diagnostic différentiel avec un authentique érysipèle peut être difficile.
- Zona : facilement éliminé par la présence de vésicules et l'évolution clinique.

III. PRISE EN CHARGE

A. Mesures communes

- Repos au lit avec la jambe : permet de diminuer l'œdème et la douleur.
- Hospitalisation indispensable chaque fois qu'un traitement parentéral ou une surveillance rapprochée sont nécessaires (doute diagnostique, signes généraux très marqués, risques de complications locales, comorbidité, contexte social rendant le suivi difficile en ambulatoire, échec d'un traitement ambulatoire antérieur bien conduit).

B. Traitement spécifique

Il est adapté au diagnostic étiologique. Il est facile dans les formes typiques.

1. TRAITEMENT DE L'ÉRYSIPÈLE

- **Pénicilline G injectable** = antibiotique de référence, de 10 à 20 millions d'unités par jour en 4 à 6 perfusions jusqu'à l'obtention de l'apyrexie. Relais par une forme orale (pénicilline V 3 à 6 millions d'unités par jour en 3 prises, amoxicilline 3 à 4,5 g/jour en 3 prises) se fait jusqu'à disparition des signes locaux, soit 10 à 20 jours.
- Un traitement oral (amoxicilline : 3 à 4,5 g/jour) est possible ; il évite les contraintes du traitement IV et une hospitalisation. Les macrolides et surtout la pristinamycine peuvent constituer une alternative thérapeutique à utiliser en deuxième intention.
- En cas d'intolérance ou d'allergie à la pénicilline : pristinamycine 2 à 3 g/jour en 3 prises, voire macrolide ou clindamycine.
- Traitement de la douleur.
- Prévention primaire du risque de récidive : traitement d'une porte d'entrée, amélioration des troubles circulatoires (port de bandes de contention, drainage lymphatique manuel), hygiène cutanée soigneuse.

2. TRAITEMENT DES AUTRES DERMO-HYPODERMITES INFECTIEUSES

- Antibiothérapie probabiliste active sur le streptocoque et le staphylocoque et ensuite adaptée au germe retrouvé sur le prélèvement.
- En cas de morsure animale : péni A (amoxicilline) *per os* ou intraveineuse, à la dose de 3 g par jour. Les macrolides ou la pristinamycine peuvent être utilisés en cas d'allergie aux bêta-lactamines.

3. TRAITEMENT D'UNE FASCIITE NÉCROSANTE

- C'est une urgence médico-chirurgicale.
- Hospitalisation en milieu spécialisé.
- Excision de toutes les zones nécrosées.
- Antibiothérapie parentérale associant pénicilline G ou céphalosporine, et aminoside est débutée, adaptée ensuite selon les données de l'antibiogramme. Le métronidazole est utilisé en cas de suspicion de germes anaérobies.
- Correction du déficit nutritionnel, de l'hypovolémie, d'éventuels désordres glucidiques et électrolytiques.

4. TRAITEMENT D'UNE HYPODERMITE INFLAMMATOIRE EN RAPPORT AVEC UNE INSUFFISANCE VEINEUSE

- Mal codifié.
- Repos, antalgiques.
- Contention nécessaire mais pas toujours supportée.
- Colchicine, anti-inflammatoires non stéroïdiens oraux sont proposés par quelques auteurs.

5. TRAITEMENT D'UN ECZÉMA

- Éviction de l'allergène supposé.
- Bains, pulvérisations d'eau.
- Corticostéroïdes locaux.

6. TRAITEMENT ANTICOAGULANT

Par héparine calcique ou héparine de bas poids moléculaire à doses préventives, il n'est pas justifié. Il sera prescrit en cas d'antécédents de maladie thrombo-embolique.

- L'érysipèle est l'étiologie la plus fréquente des grosses jambes rouges aiguës et fébriles.
- Le traitement des dermo-hypodermites bactériennes ne doit pas être retardé par l'attente des résultats d'examens complémentaires.
- Également fréquentes, sont les dermo-hypodermites inflammatoires sur insuffisance veineuse chronique aboutissant à la dermatoliposclérose du tiers inférieur de jambe, et subissant par épisodes des poussées inflammatoires.

CHAPITRE 9[1] ➤ INFECTIONS À HERPÈS VIRUS DE L'ENFANT ET DE L'ADULTE IMMUNOCOMPÉTENTS

Module 7 : Santé et Environnement – Maladies transmissibles

I. HERPÈS CUTANÉO-MUQUEUX

Dû à herpès virus simplex (HSV) dont il existe deux variétés.

- **HSV 1 :** détermine l'herpès de la partie supérieure du corps :
  - transmission par contact direct avec un sujet atteint ou par la salive à partir de porteur sain (baiser) ;
  - primo infection dans l'enfance, entre 1 et 3 ans, après la perte des anticorps maternels, rarement à l'âge adulte.
- **HSV 2** : responsable de l'herpès au-dessous de la ceinture :
  - transmission par les rapports sexuels ;
  - primo-infection à l'âge de maturité sexuelle.

Cette distinction n'est pas absolue et les deux types se voient dans toutes les localisations.

A. Physiopathologie

1. PRIMO-INFECTION

- Le virus pénètre les kératinocytes, s'y multiplie, et occasionne des lésions cutanées ou muqueuses.
- Virémie.
- Les anticorps circulants apparaissent vers le 5ᵉ jour et leur taux croit jusqu'au 15ᵉ jour puis reste stable.
- Ils n'empêchent pas la survenue des récurrences.

2. HERPÈS RÉCURRENT

- À la guérison de la primo-infection, le virus remonte de la peau aux ganglions nerveux sensoriels satellites, ganglion de Gasser pour HSV1, ganglion sacré pour HSV2, ou il reste quiescent.

1. Question n° 84 du programme officiel. (Hervé MAILLARD)

- À l'occasion d'un stimulus, le virus quitte le ganglion par l'axone et colonise de nouveau les cellules cutanéo-muqueuses dans le territoire de l'inoculation initiale ; les lésions qu'il détermine sont alors limitées : c'est l'herpès récurrent.
- **La lésion élémentaire de l'herpès** est une vésicule intra épidermique (ou intra-épithéliale) ayant tendance à se regrouper en bouquet, à contour polycyclique.
- Au niveau des muqueuses, les vésicules sont rapidement érodées et ce sont des érosions qui sont observées.

B. Primo-infection herpétique

- Le plus souvent inapparente.
- Incubation : 6 jours en moyenne.

1. GINGIVO-STOMATITE

- Jeune enfant, parfois plus tard ou chez l'adulte.
- Début brutal avec fièvre à 40° C et malaise général.
- Stomatite aphtoïde : érosions aphtoïdes, douloureuses empêchant l'alimentation.
- Vésicules en bouquet péribuccal.
- Fréquentes adénopathies cervicales sensibles.

2. HERPÈS CUTANÉ

- Ubiquitaire en particulier doigt (panaris herpétique), joue, tronc.
- Brutalement apparition d'une papule œdémateuse surmontée de vésicules.
- Adénopathie satellite.
- Pas de fièvre en général (le tableau est moins marqué que dans les autres formes).

3. KÉRATOCONJONCTIVITE UNILATÉRALE AIGUË

- Œil rouge, douloureux, à début brutal, avec œdème palpébral et souvent quelques vésicules sur la paupière.
- Il s'agit, à l'examen ophtalmologique, d'une kératoconjonctivite bénigne le plus souvent, parfois d'une kératite profonde responsable de taies cornéennes.
- Elle contre-indique formellement les corticoïdes locaux.

4. ANGINE HERPÉTIQUE

- Douloureuse, fébrile, multiples érosions amygdaliennes et pharyngées avec adénopathies cervicales sensibles.

5. PRIMO-INFECTION GÉNITALE

- Adulte jeune. Contage sexuel. Symptomatologie bruyante :
  - **chez la femme** : vulvo-vaginite, douloureuse, fébrile, avec œdème des petites et des grandes lèvres et multiples érosions arrondies ;
  - **chez l'homme** : tableau souvent moins intense : balanite aiguë douloureuse avec vésicules et érosions. Adénopathies inguinales bilatérales. Fièvre.

6. ÉVOLUTION DE LA PRIMO-INFECTION HERPÉTIQUE

Guérison en 10 à 15 jours.

7. PUSTULOSE VARIOLIFORME DE KAPOSI-JULIUSBERG

- Surinfection herpétique d'une dermatose préexistante, le plus souvent une dermatite atopique du nourrisson (parfois de l'adulte).
- Début brutal.
- Fièvre à 40° C avec altération de l'état général.
- Vésiculo-pustules ombiliquées, souvent hémorragiques, confluentes, évoluant en croûtes noirâtres.
- Formes mineures possibles.
- Évolution avec l'acyclovir vers la guérison en une quinzaine de jours. Sans traitement, elle pouvait être mortelle (complications infectieuses). Ce syndrome n'est pas le fait exclusif de la primo-infection et peut être récidivant.

8. HERPÈS NÉONATAL

- Dû le plus souvent à HSV 2 lors du passage de la filière génitale, parfois à HSV1, par contamination à partir d'un herpès de l'entourage ou de la mère. Méningo-encéphalite, atteintes viscérales multiples (foie...) et lésions cutanéo-muqueuses d'herpès.
- Évolution fatale possible. Séquelles neurologiques éventuelles.

C. Herpès récurrent

- Après une primo-infection, la plupart des sujets ne présenteront plus jamais d'herpès. Chez quelques-uns uns des récurrences surviennent, de fréquence variable d'un sujet à l'autre : 3 à 4 poussées par an ou 1 à 2 poussées par mois...
- Ces poussées sont parfois déclenchées par des facteurs divers, en général connus du patient : infection (« bouton de fièvre ») de la pneumonie à pneumocoque, grippe etc., stress, exposition solaire, menstruation, rapports sexuels, traumatismes locaux...

1. CLINIQUE

- Signes prémonitoires : (++) cuisson, picotements, prurit à l'endroit de la future lésion, inconstants.
- Début par une plaque rouge, se couvrant en quelques heures de vésicules groupées en bouquet, qui s'ouvrent pour laisser des érosions puis des croûtes.
- Pas ou peu de signes généraux (fébricule, petite adénopathie parfois).
- Évolution vers la guérison en 5 à 10 jours, sans cicatrice.

2. LOCALISATIONS

Pour un malade donné, la récurrence a lieu en général au même endroit, dans la zone de primo-infection.

- **Herpès du visage**, lié à HSV1 essentiellement : lèvre (++), pourtour narinaire, joue et ailleurs : thorax, etc.
- **Herpès génital**, en règle lié à HSV2 mais assez souvent HSV1.
  - **chez la femme** :
    - vulve : érosions polycycliques groupées d'une petite ou d'une grande lèvre ;
  - **chez l'homme** :
    - gland : érosions polycycliques groupées,
    - fourreau de la verge ou scrotum : vésicules en bouquets,
    - atteinte urétrale : urétrite douloureuse parfois responsable d'une rétention d'urine,
    - dans les deux sexes : atteinte anale possible.

3. FORME CLINIQUE

Érythème polymorphe post herpétique.

4. EXCRÉTION VIRALE ASYMPTOMATIQUE

Possible en dehors des poussées, sans lésion clinique, surtout pour l'herpès génital. Elle joue un rôle dans la dissémination de l'infection.

D. Herpès des immunodéprimés

SIDA, hémopathies, transplantés, traitements immunosuppresseurs, immunodépressions congénitales.

Peut réaliser :

- une primo-infection grave ;
- une forme chronique ;
- une forme disséminée avec atteintes viscérales.

Ces formes sont particulières par la dissémination des lésions, leur caractère étendu, persistant, souvent nécrotique ou végétant.

E. Herpès et grossesse

L'infection herpétique pendant la grossesse comporte des risques pour le fœtus et le nouveau-né.

1. AU COURS DE LA GROSSESSE

C'est surtout la primo-infection qui expose aux risques d'avortement, d'accouchement prématuré. L'herpès récurrent représente un risque moindre pour l'enfant.

2. À L'ACCOUCHEMENT

L'enfant peut être contaminé par une primo-infection (risque maximal pour l'enfant) ou récurrences présentes au moment de l'accouchement ou peu avant celui-ci, mais le plus souvent l'infection herpétique maternelle est asymptomatique.

F. Diagnostic

Le diagnostic se fait cliniquement. Dans les cas douteux les examens complémentaires permettent la confirmation.

1. EXAMENS MORPHOLOGIQUES

- **Cytodiagnostic** :
  - ouverture d'une vésicule récente au vaccinostyle, raclage du plancher puis étalement sur lame et coloration. L'examen au microscope met en évidence l'effet cytopathogène du virus : kératinocytes volumineux, à cytoplasme clair ballonisé, multinucléés avec inclusions intra-nucléaires. Mais cet examen n'est pas toujours positif en particulier sur les lésions anciennes.
- **Biopsie** d'une vésicule rarement nécessaire :
  - vésicule intra épidermique avec dégénérescence ballonisante des kératinocytes.
- Sur frottis ou biopsie, par anticorps monoclonaux :
  - rapide, sensible et spécifique.

2. EXAMENS VIROLOGIQUES (+++)

- Mise en évidence du virus par culture cellulaire : réponse en 48 heures. Examen de référence.
- PCR : met en évidence le génome viral. Plus sensible encore que la culture et aussi spécifique.

3. SÉROLOGIE

- Permet de confirmer une primo-infection en montrant la séroconversion (prélèvements à 15 jours d'intervalle) mais n'a pas d'intérêt dans l'herpès récurrent.

G. Traitement

1. MOYENS THÉRAPEUTIQUES

■ Antiviraux

- L'aciclovir (ZOVIRAX®) :
  - pénètre dans la cellule sous une forme inactive. Ce nucléoside cyclique va subir une première phosphorylation sous l'action de la thymidine kinase virale. Il est ensuite bi, puis tri phosphorylé par les kinases cellulaires en acyclovir triphosphate, forme active du médicament. Celle-ci inhibe la DNA polymérase virale avec bien plus forte affinité que les DNA polymérases humaines. Il y a donc une double spécificité de l'ACV pour la cellule infectée ;
  - disponible par voie intraveineuse, orale (mais absorption partielle) et en topique cutané (dont l'efficacité est limitée et qui n'est pas utile en association aux formes générales) et ophtalmologique ;
  - des HSV résistants à l'aciclovir, essentiellement par mutation de leur thymidine kinase, sont apparus chez les sujets immunodéprimés ;
  - chez l'adulte et le grand enfant, la posologie orale est 200 mg x 5 par jour, la posologie IV de 5 mg/kg x 3 par jour.
- Le valaciclovir (ZELITREX®), pro drogue de l'aciclovir, a l'avantage d'une bien meilleure absorption orale. Mode d'action et risque de résistance sont identiques. Voie orale seulement, 500 mg x 2 par jour.
- Le famciclovir (ORAVIR®, FCV) est le précurseur du penciclovir dont le mode d'action est voisin de celui de l'aciclovir. Il n'est plus commercialisé en France.
- Le foscarnet (FOSCAVIR®), utilisé en cas de résistance à l'aciclovir, ne nécessite pas de phosphorylation dépendante de la thymidine kinase virale. Voie IV.

■ Soins locaux

Évitent une surinfection (antiseptique) et décapent les croûtes. Certains antiseptiques ont une activité virucide. Les antiviraux locaux trouvent leur principale utilité en ophtalmologie. Les corticoïdes locaux sont contre-indiqués.

2. INDICATIONS

■ Un traitement antiviral

Est justifié dans :

- les primo-infections herpétiques symptomatiques, génitales ou non, pendant une durée de 7 à 10 jours. L'aciclovir par voie intraveineuse (si voie orale impossible) ou par voie orale (ou mieux encore le valaciclovir) entraîne une accélération importante de la

guérison clinique et virologique (disparition du virus au niveau des lésions), mais sans résoudre le problème d'éventuelles récurrences ;
- les formes graves : l'aciclovir est prescrit, le plus précocement possible, par voie intraveineuse aussi bien dans l'encéphalite que dans le syndrome de Kaposi-Juliusberg ;
- en cas de kératite et de kérato-uvéite herpétique, sous surveillance ophtalmologique ;
- les immunodéprimés. La voie IV s'impose en cas d'immunodéficit profond. En cas d'échec, une résistance virale à l'aciclovir doit être cherchée, conduisant à la prescription du foscarnet ;
- l'herpès néo-natal. Chez la femme enceinte, aucun risque malformatif dû à ce traitement n'est connu mais il est préférable de l'éviter pendant le premier trimestre de la grossesse.

Herpès génital de l'adulte

- Primo-infection :
  - Valaciclovir (ZELITREX®) ;
  - comp. 500 mg, 1 matin et soir pendant 10 jours.
- Récurrences :
  - ZELITREX® ;
  - 1 cp matin et soir pendant 5 jours ;
  - si > 6 par an : 1 cp/jour.

Primo-infection ou infection initiale non primaire chez la femme enceinte

- **Traitement médical :**

  Lorsqu'elle survient pendant le mois précédant l'accouchement, un traitement par aciclovir à la dose de 200 mg x 5/j *per os* est recommandé jusqu'à l'accouchement. Lorsqu'elle survient avant le dernier mois, le traitement est le même que pour l'herpès génital en dehors de la grossesse (aciclovir 200 mg x 5/j pendant 10 j *per os*). Chez ces patientes, une étude a démontré que l'aciclovir (400 mg x 3/j *per os*) à partir de 36 semaines d'aménorrhée jusqu'à l'accouchement diminue le nombre de récurrences au moment du travail et le nombre de césarienne.
- **Place de la césarienne :**

  Présence de lésions herpétiques pendant le travail : la césarienne est indiquée dans tous les cas. Absence de lésion herpétique pendant le travail : l'indication de la césarienne est discutée.

Récurrences chez la femme enceinte

- **Traitement médical :**
  Traitement curatif : l'aciclovir est utilisé selon les mêmes modalités qu'en dehors de la grossesse. Traitement préventif : pas d'argument pour recommander l'utilisation systématique de l'aciclovir pendant le dernier mois de la grossesse pour la prévention d'une récurrence lors de l'accouchement.
- **Place de la césarienne :**
  Le risque de transmission est faible. Césarienne en cas de lésions cliniques récentes et accouchement par voie basse en l'absence de lésions. Dans les autres cas, la césarienne est discutée. Les examens virologiques peuvent aider à la décision.

Cas particuliers

Il n'y a pas d'intérêt à réaliser une césarienne, quelle que soit la situation clinique si la rupture des membranes a eu lieu depuis plus de 6 heures.

Prévention

- La surveillance des femmes enceintes à risque doit être très stricte avec dépistage et surveillance des femmes ayant des antécédents d'herpès génital.
- Pour prévenir l'herpès néonatal, il faut éviter le contact direct du nouveau-né avec les lésions herpétiques. La polyvidone iodée proposée par certains en collyre ou en bain, est contre-indiquée chez le nouveau-né. Elle ne doit donc pas être utilisée. Les précautions d'hygiène universelles doivent être respectées. L'allaitement est contre-indiqué en cas de lésion herpétique mammaire ou mamelonnaire chez la mère. Les lésions situées à distance doivent être protégées. Une fiche de conseil doit être remise à la famille lorsque le risque de contamination est possible et une surveillance clinique rapprochée est conseillée dans le premier mois de vie. L'éviction des personnes possiblement contaminantes, notamment des personnels soignants est impérative.
- Différents vaccins sont en cours d'étude, non seulement pour prévenir l'infection à HSV chez les sujets séronégatifs mais également pour empêcher les récurrences. Les résultats sont pour le moment décevants.

- Prévalence des infections herpétiques en augmentation constante.
- Rôle important des défenses immunitaires cellulaires, dans le développement de l'infection herpétique.
- Fréquence des formes asymptomatiques de la primo-infection.
- Gravité des primo-infections herpétiques chez les IMMUNODÉPRIMÉS.
- Rareté mais gravité de l'herpès néo-natal.
- Impact majeur de l'herpès génital, une des plus fréquentes maladies sexuellement transmissibles, sur la qualité de vie des patients.
- Diagnostic essentiellement clinique des infections herpétiques.
- Intérêt de la culture virale dans les formes de diagnostic difficile.
- Intérêt incontestable des antiviraux par voie générale dans les formes graves.
- Rôle indispensable de la prévention chez les IMMUNODÉPRIMÉS, les nouveau-nés, les partenaires sexuels.

II. VARICELLE ET ZONA

- Varicelle et zona sont dus au virus zona-varicelle (VZV), virus à ADN appartenant au groupe des herpès virus, de contamination strictement interhumaine.
- La varicelle correspond à la primo-infection et le zona à une récurrence.
- Une conférence de consensus a eu lieu en 1998 sur la prise en charge des infections à VZV.

A. Épidémiologie

- La varicelle est une maladie très contagieuse, bénigne chez l'enfant immunocompétent.
- Chez l'adulte, même immunocompétent, la varicelle comporte un risque faible de mortalité, lié essentiellement à la pneumopathie varicelleuse et plus important après 50 ans.
- L'incidence du zona augmente après 50 ans pour atteindre son maximum au-delà de 75 ans (1,4/100 personnes/année, 20 % de la population étant touchés). Le zona est rare dans l'enfance. Chez l'adulte jeune, sa survenue doit faire rechercher une infection VIH.

B. Physiopathologie

- Après contamination respiratoire, puis dissémination hématogène le VZV atteint la peau et les muqueuses qui constituent l'organe cible, puisqu'il se réplique dans les kératinocytes, dont il provoque la ballonisation. Cet effet cytopathogène caractéristique est responsable de la formation des vésicules intra-épidermiques typiques de l'éruption.
- Les anticorps apparaissent au 5e jour et sont à leur maximum au 20e jour. Ce sont cependant la réponse immune cellulaire et la production d'interféron qui limitent l'infection. En cas de déficit du système immunitaire, le VZV peut alors être responsable de formes graves atteignant poumon, foie et système nerveux central.
- La varicelle est immunisante, mais malgré la persistance des anticorps pendant plusieurs années, le VZV reste quiescent dans les ganglions sensitifs craniens et rachidiens.
- Le zona est une récurrence localisée due à des modifications de la pathogénicité du virus et/ou de l'immunité cellulaire. Le vieillissement du système immunitaire explique la plus grande fréquence du zona chez les sujets âgés. Le faible pouvoir immunisant des varicelles survenant *in utero* ou chez le petit nourrisson encore protégé par les anticorps maternels explique la survenue du zona chez l'enfant. En général, le zona ne survient qu'une fois dans la vie.

C. Diagnostic et évolution

Varicelle et zona sont caractérisés par une lésion élémentaire vésiculeuse, pas toujours évidente qu'il faut rechercher avec soin.

1. VARICELLE

■ Forme typique bénigne

Les arguments du diagnostic :

- âge de survenue : enfant d'âge scolaire, n'ayant pas déjà eu la varicelle ;
- fébricule (38-38,5° C) ;
- macules rosées, en nombre variable, vite surmontées d'une vésicule en « goutte de rosée » très évocatrice (figure 13, cahier couleur). Dès le lendemain, le liquide se trouble, la vésicule s'ombilique ce qui est également très typique, et dans les 3 jours, elle se dessèche, formant une croûte qui tombe en une semaine, laissant une tache dépigmentée, parfois une cicatrice atrophique ;
- sur les muqueuses buccales et vulvaires : petites érosions arrondies, bien séparées les unes des autres ;
- la topographie d'installation de l'éruption : atteinte du cuir chevelu, du tronc et des muqueuses, puis extension aux membres avec respect des régions palmo-plantaires et enfin au visage. Du fait de

cette installation progressive, l'éruption comporte des éléments d'âge différent ;
- la notion de contage : une quinzaine de jours auparavant.

Formes graves et/ou compliquées

- L'éruption est souvent profuse, ulcéro-nécrotique, hémorragique, accompagnée de signes généraux graves. Mais surtout il y a des complications.

Surinfections

- L'impétiginisation par le staphylocoque doré et le streptocoque est assez banale, même dans la forme typique de l'enfant, elle est habituellement sans gravité. Des placards croûteux, mélicériques, se superposent à l'éruption dont ils masquent les caractéristiques et l'on peut croire à tort à un impétigo primitif. Les surinfections plus graves sont exceptionnelles, syndrome SSSS (*Staphylococcal Scalded Skin Syndrome*) fasciites nécrosantes streptococciques, dissémination bactérienne (septicémie, arthrites).

Pneumopathie varicelleuse

- 1 à 6 jours après l'éruption.
- Toux, dyspnée, fièvre, hémoptysies et parfois détresse respiratoire aiguë.
- Radio pulmonaire : opacités micro et macronodulaires multiples.
- La pneumopathie n'est pas rare chez l'adulte, le tabagisme constituant un facteur de risque et de gravité très net. Elle est responsable de 30 % des décès enregistrés au cours de la varicelle de l'adulte. On la rencontre aussi au cours de la varicelle néo-natale et chez le petit nourrisson (principale cause de décès avant 6 mois).

Manifestations neurologiques

- Convulsions liées à l'hyperpyrexie chez le petit enfant.
- Complications spécifiques (ataxie cérébelleuse régressive sans séquelles, rarement encéphalite de pronostic défavorable, méningite lymphocytaire, myélite, polyradiculonévrite). Les formes les plus graves concernent plus particulièrement les immunodéprimés, mais peuvent se rencontrer aussi chez les immunocompétents surtout l'adulte et le nouveau-né mais aussi chez l'enfant.
- Syndrome de Reye : encéphalopathie mortelle dans 80 % des cas et stéatose polyviscérale, en particulier hépatique peut survenir de façon exceptionnelle au décours de la varicelle de l'enfant, surtout quand de l'aspirine a été administrée.

■ Autres complications rares

- *Purpura fulminans* par coagulation intra-vasculaire disséminée, hépatite, myocardite, thrombopénie, glomérulonéphrite...

■ Quels sont les sujets qui risquent de présenter une varicelle grave ?

- Exceptionnelle chez l'enfant, elle est essentiellement liée au terrain.

■ Immunocompétents

- L'adulte présente plus que l'enfant des complications pulmonaires, elles restent rares.

■ Femme enceinte

- Chez la femme enceinte, le risque de pneumopathie existe comme chez tout adulte, mais le danger essentiel est le risque de transmission à l'enfant. Les 5 % de femmes enceintes non immunisées vis-à-vis de VZV risquent, si elles contractent la varicelle pendant leur grossesse (prévalence : 5 à 7/10 000 grossesses), de transmettre à leur enfant une fœtopathie varicelleuse quand l'infection survient avant la 20e semaine et une varicelle néo-natale si la varicelle survient dans les 5 jours précédant ou les 2 jours suivant l'accouchement. La fœtopathie varicelleuse survient surtout entre la 13e et la 20e semaine (2 % d'enfant contaminés). Les lésions cutanées sont souvent unilatérales, et se présentent comme des cicatrices en zigzag, hypo ou hyperpigmentées. Mais ce sont les atteintes neurologiques, les lésions ophtalmologiques, musculo-squelettiques qui font toute la gravité de cette fœtopathie. Après la 20e semaine, le danger est bien moindre, mais si l'enfant est contaminé, il est susceptible de présenter un zona dans les premières semaines ou mois de sa vie.

■ Varicelle néo-natale

- La varicelle néo-natale est grave. Les complications pulmonaires et neurologiques sont fréquentes, avec une évolution spontanée mortelle dans 30 % des cas.

2. ZONA

■ Arguments cliniques du diagnostic (figure 15, cahier couleur)

■ Les lésions vésiculeuses

- L'apparition de placards érythémateux précède celle des vésicules, à liquide clair, groupées en bouquets sur ce fond érythémateux, confluant parfois en bulles polycycliques. Après 2 ou 3 jours les vésicules se flétrissent puis se dessèchent en croûtelles qui tombent une dizaine de jours plus tard. Il peut persister des cicatrices atrophiques et hypochromiques.

■ L'unilatéralité et le caractère métamérique des lésions

■ Le zona peut survenir dans n'importe quel territoire

- La réactivation du VZV a lieu le plus souvent dans les ganglions nerveux rachidiens et le zona intercostal, ou dorso-lombaire avec son éruption en demi-ceinture est le plus fréquent (50 % des cas) mais il peut être aussi cervico-occipital, cervico-sus-claviculaire, cervico-brachial, lombo-abdominal, lombo-fémoral, sacré, lombo-sciatique.
- La localisation aux ganglions nerveux crâniens est moins fréquente, avec surtout l'atteinte du ganglion de Gasser responsable d'une éruption dans les divers territoires du trijumeau. Dans le zona ophtalmique, c'est le nerf ophtalmique de Willis qui est intéressé et il y a risque d'atteinte oculaire s'il existe une éruption narinaire et de la cloison témoignant de l'atteinte du rameau nasal interne.
- S'il s'agit du ganglion géniculé, c'est le nerf de Wrisberg, branche sensitive du facial dont le territoire cutané se réduit à la zone de Ramsay-Hunt (conduit auditif externe et conque de l'oreille) qui est intéressé. À l'éruption discrète dans ce territoire s'associent une vive otalgie, une adénopathie pré-tragienne, une anesthésie des 2/3 antérieurs de l'hémilangue et parfois une paralysie faciale et des troubles cochléo-vestibulaires.

■ Les douleurs radiculaires

Unilatérales, à type de brûlure, parfois plus vives en « coup de poignard », précèdent de 3 ou 4 jours l'éruption et sont alors particulièrement trompeuses. Elles accompagnent l'éruption et peuvent persister bien au-delà. Leur intensité et leur durée sont très variables selon l'âge. Modérées et rapidement régressives chez le sujet jeune, elles sont souvent intenses, voire lancinantes et surtout très prolongées après l'éruption chez le sujet âgé.

■ Autres signes d'accompagnement de l'éruption

Il existe un syndrome infectieux discret, une adénopathie dans le territoire de l'éruption.

■ Les formes graves et/ou compliquées

Elles se rencontrent surtout sur certains sujets :

- **Chez les Immunodéprimés** :
  - l'éruption prend un aspect ulcéro-hémorragique, nécrotique ;
  - exceptionnellement le zona est bilatéral ou touche de façon étagée 2 métamères ;
  - le zona généralisé (appelé parfois improprement zona-varicelle) est caractérisé par une éruption zoniforme dans un métamère, suivie de l'apparition de vésicules varicelliformes, bien séparées

les unes des autres et disséminées sur tout le corps en dehors du dermatome initialement atteint ;
  - dans ces formes graves surviennent parfois des complications viscérales, pulmonaires, hépatiques, encéphaliques.
- **Chez le sujet âgé** :
  Il faut redouter :
  - les complications oculaires du zona ophtalmique, beaucoup plus fréquent après 50 ans. L'atteinte cornéenne et l'uvéite antérieure sont les plus fréquentes. Les kératites précoces sont superficielles et régressives alors que les kératites stromales et les kératites neurotrophiques, liées à l'anesthésie cornéenne sont durables. L'uvéite est lentement régressive. Les paupières, la conjonctive, la sclère, l'épislère et la rétine peuvent aussi être intéressées. Aiguës ou chroniques, précoces ou tardives ces atteintes oculaires nécessitent une prise en charge spécialisée. Elles peuvent dans les cas les plus graves aboutir à la perte fonctionnelle de l'œil ;
  - les algies post-zostériennes, souvent associées à une hypoesthésie du territoire atteint, sont des douleurs neuropathiques de désafférentation, distinctes des douleurs de la phase initiale. Leur incidence augmente avec l'âge, 50 % des cas à 50 ans, 70 % des cas au-delà de 70 ans. Ces douleurs lancinantes, à type de brûlures qui peuvent durer des années retentissent sévèrement sur la qualité de vie.

D. Diagnostic différentiel

- La varicelle peut être confondue au début avec un prurigo vésiculobulleux et plus tard en cas de surinfection avec un impétigo primitif.
- Un zona peu étendu pourrait prêter à discussion avec un herpès simplex ou avec un eczéma dans les formes peu vésiculeuses. Au cuir chevelu, il faut écarter la nécrose du scalp de l'artérite de Horton.

E. Diagnostic biologique

- En cas de doute :
  - prélèvement du liquide de vésicule pour y rechercher le VZV par immunofluorescence ou immunohistochimie avec des anticorps poly ou monoclonaux ou par culture. La PCR est une méthode rapide, spécifique et très sensible permettant de détecter de très faibles quantités d'ADN viral dans le liquide de vésicule et dans les cellules mononucléées du sang périphérique en période de virémie ;
  - cytodiagnostic de Tzanck : mise en évidence de l'effet cytopathogène de VZV sur les cellules épithéliales ;
  - la sérologie trop tardive n'a pas d'intérêt pratique.

F. Traitement

La conférence de consensus en a précisé les indications qui débordent actuellement celles de l'AMM.

1. VARICELLE

■ Varicelle bénigne de l'enfant

- **Sur le plan local** : 1 ou 2 douches quotidiennes, pas trop chaudes, avec un savon dermatologique non détergent. Des badigeons de chlorhexidine sont utilisés pour prévenir la surinfection. L'utilisation de pommades, crèmes, gel, talc doit être évitée (risque de macération, de surinfection). Des ongles courts et propres limitent lésions de grattage et surinfection.
- En cas de fièvre, ne jamais utiliser de l'aspirine (risque de syndrome de Reye), ni d'anti-inflammatoires non stéroïdiens, mais du paracétamol.
- Prurit : antihistaminiques de classe anti-H1 sédatifs (ATARAX®, POLARAMINE®).
- En cas de surinfection cutanée, une antibiothérapie anti-staphylococcique et anti-streptococcique doit être prescrite par voie orale.
- Il n'y a pas lieu de prescrire des antiviraux.
- L'éviction des collectivités jusqu'à guérison clinique est réglementaire. Mais la contagiosité par voie aérienne étant à son maximum dans les jours qui encadrent la survenue de l'éruption, le retour à l'école ou à la crèche peut se faire dès qu'il n'y a plus de nouvelles vésicules et que les croûtes sont formées.

■ Varicelles graves ou compliquées

- La conférence de consensus a recommandé l'utilisation d'aciclovir par voie veineuse dans les indications suivantes :
  - immunodéprimés quelle qu'en soit la cause (AMM) ;
  - varicelle du nouveau-né (hors AMM) ;
  - nouveau-né avant toute éruption si la mère a débuté une varicelle 5 jours avant ou 2 jours après l'accouchement (hors AMM) ;
  - forme grave de l'enfant de moins de 1 an (hors AMM) ;
  - varicelle compliquée, en particulier pneumopathie varicelleuse (hors AMM) ;
  - femme enceinte dont la varicelle survient dans les 8 à 10 jours avant l'accouchement (hors AMM).
- Les doses sont de 20 mg/kg toutes les 8 heures chez le nouveau-né, 15 mg/KG/8 heures chez la femme enceinte, 10 mg/kg/8 heures chez l'adulte et 10 à 20 mg/kg/8 heures chez l'enfant immunodéprimé. La durée du traitement est de 8 à 10 jours.

- L'efficacité préventive des antiviraux sur la fœtopathie varicelleuse n'est pas prouvée. En effet il est probable que l'enfant soit contaminé par virémie (donc avant l'apparition de l'éruption maternelle). Le traitement antiviral est alors trop tardif pour être efficace.

■ La vaccination

- Un vaccin à virus vivant atténué est disponible depuis 25 ans (une seule injection avant l'âge de 12 ans, 2 injections espacées de 1 à 2 mois d'intervalle au-delà). Son efficacité varie de 65 à 100 % et dure plusieurs années.
- La politique de vaccination diffère selon les pays puisqu'aux États-Unis et au Japon, la vaccination de tous les enfants est recommandée alors qu'en Europe elle est limitée aux populations à risque.
- En France, la conférence de consensus n'a pas été favorable à la généralisation de la vaccination en raison de la bénignité de la varicelle de l'enfant et du risque, faute d'une couverture vaccinale suffisante de déplacer la varicelle vers l'âge adulte donc vers des formes plus graves.
- Seule la vaccination ciblée est recommandée dans le strict respect des indications de l'AMM :
  - enfants sans antécédents d'infection à VZV atteints d'hémopathie maligne ou de tumeur solide à distance d'une chimiothérapie (2 injections à 3 mois d'intervalle), ainsi que leur fratrie ;
  - personnel soignant en contact étroit avec des enfants **immunodéprimés**.
- La vaccination est contre-indiquée chez la femme enceinte et en cas de déficit immunitaire important.

2. ZONA

■ Traitement local

- Le traitement local est le même que celui de la varicelle.

■ Chez quels patients doit-on prescrire un traitement antiviral ?

- Pour les sujets immunocompétents de moins de 50 ans atteints d'un zona non ophtalmique d'intensité modérée, il est inutile de prescrire un antiviral.
- L'éviction des collectivités n'est pas nécessaire.
- Le traitement doit être mis en route avant la 72e heure de la phase éruptive.

■ Chez les sujets immunocompétents

- Devant un zona ophtalmique, quel que soit l'âge, en prévention des complications oculaires valaciclovir per os (ZELITREX®) 3 x 1 g/jour pendant 7 jours (AMM).

- Chez les plus de 50 ans en prévention des algies post-zostériennes traitement per os par famciclovir (ORAVIR®) 3 x 500 mg/jour ou valaciclovir 3 x 1 g/jour pendant 7 jours (AMM).

■ Chez les immunodéprimés

- L'aciclovir par voie veineuse sera prescrit à la dose de 10 mg/kg toutes les 8 heures chez l'adulte et 500 mg/m^2 toutes les 8 heures chez l'enfant pendant une durée minimale de 7 à 10 jours (AMM).

■ Traitements spécifiques du zona ophtalmique

- En dehors du traitement antiviral oral toujours nécessaire, après avis spécialisé on peut ajouter une pommade ophtalmologique à l'acyclovir, des corticoïdes locaux seulement pour les kératites immunologiques et les uvéites antérieures, la corticothérapie générale étant réservée aux rares nécroses rétiniennes aiguës ou aux neuropathies optiques ischémiques.

■ Traitement des douleurs associées

- En phase aiguë, pour les douleurs modérées, on prescrira des antalgiques de classe II (paracétamol-codéine, paracétamol-dextropropoxyphène) répartis sur le nycthémère. Si cela ne suffit pas, il faut utiliser la morphine sous forme de sulfate chez l'adulte et de chlorhydrate chez le sujet très âgé en débutant par de faibles doses. La corticothérapie générale n'est pas recommandée par la conférence de consensus pour le traitement de ces douleurs, mais ce point est controversé dans la littérature.
- Pour les algies post-zostériennes l'amitriptyline à la dose de 75 mg/jour chez l'adulte a fait la preuve de son efficacité (AMM). La carbamazépine (400 à 1 200 mg/jour) pourrait aider à contrôler les paroxysmes hyperalgiques (hors AMM).

- Varicelle et zona sont dus au même virus VZV. La varicelle correspond à la primo-infection et le zona à une récurrence.
- La varicelle est une maladie très contagieuse, très fréquente et habituellement bénigne dans l'enfance et ne nécessite alors que des soins locaux antiseptiques et pas de traitement antiviral systémique.
- Les varicelles de l'adulte, surtout après 50 ans, peuvent se compliquer de pneumopathie varicelleuse sévère, pour laquelle le tabagisme constitue un facteur de risque.
- La survenue d'une varicelle chez les femmes enceintes comporte pour l'enfant avant la 20e semaine un risque de fœtopathie varicelleuse sévère et dans les jours précédant ou suivant l'accouchement de varicelle néo-natale très grave.
- La varicelle est grave chez les immunosupprimés et nécessite un traitement antiviral.
- Le zona est plus fréquent et plus grave chez les sujets âgés. Les algies post-zostérienne sévères sont très fréquentes après 50 ans et altérent la qualité de vie. Le zona ophtalmique avec complications oculaires graves se rencontre plus souvent à cet âge.
- Le zona du sujet de plus de 50 ans et le zona ophtalmique quelque soit l'âge nécessitent un traitement antiviral précoce pour prévenir les algies post-zostériennes.
- Les douleurs associées au zona sont fréquentes et nécessitent un traitement allant des antalgiques de classe II à la morphine. Au stade de douleurs post-zostériennes on utilise des antidépresseurs type amitriptyline et/ou de la carbamazépine.
- La survenue d'un zona chez un adulte jeune doit faire proposer une sérologie VIH.

CHAPITRE 10[1] ➤ INFECTIONS CUTANÉO-MUQUEUSES BACTÉRIENNES ET MYCOSIQUES

Module 7 : Santé et Environnement – Maladies transmissibles

I. INFECTIONS BACTÉRIENNES

A. Impétigo

L'impétigo est une dermatose superficielle contagieuse, d'origine infectieuse, qui peut apparaître sur une peau saine ou une dermatose préexistante. Les germes incriminés sont le staphylocoque et/ou le streptocoque.

1. DIAGNOSTIC POSITIF

■ Chez l'enfant

- Vésicules intra-épidermiques reposant sur une base érythémateuse, évoluant vers des croûtes jaunes melicériques.
- Elles siègent souvent dans les régions découvertes, péri-orificielles, le cuir chevelu.
- Une adénopathie est fréquente, mais l'état général conservé.

■ Chez le nourrisson ou le nouveau-né

- L'impétigo est bulleux et peut évoluer vers un syndrome de Lyell staphylococcique, lié à la sécrétion d'une toxine exfoliante par le staphylocoque doré : après un épisode ORL ou cutané, survient un érythème scarlatiniforme autour des orifices et des plis, confluant vers une érythrodermie, puis des décollements bulleux. Il s'y associe une fièvre et une altération de l'état général.

1. Question n° 87 du programme officiel. (Hervé MAILLARD)

2. DIAGNOSTIC DIFFÉRENTIEL

■ Chez l'enfant et l'adulte

- Il convient d'éliminer :
  - un *Prurigo strophulus*, lié à des morsures d'acariens, réalisant des séro-papules prurigineuses sur les régions découvertes ;
  - un herpès dont les croûtes succèdent aux vésicules groupées en bouquet ;
  - une gale impétiginisée.

■ Chez le nourrisson ou le nouveau-né

- Le Lyell staphylococcique se distingue de la nécrolyse toxique par le terrain, l'absence de prise médicamenteuse préalable.

3 ÉVOLUTION ET PRONOSTIC

Sous traitement, l'évolution est favorable en quelques jours, sans cicatrice. Les complications sont rares

B. Folliculite

1. ÉTIOLOGIE

- C'est une infection profonde du follicule pilo-sébacé par staphylocoque doré, secondairement suppurée avec nécrose et élimination du follicule pileux (bourbillon).
- Elle est favorisée par le portage manuel à partir des gîtes staphylococciques, plus fréquents en cas de diabète, d'immunosuppression, d'atopie, de carence martiale. Le manque d'hygiène, l'obésité, l'occlusion et la friction mécanique favorisent la survenue des furoncles.

2. DIAGNOSTIC

■ Furoncle

- Inflammation centrée sur un follicule pilo-sébacé avec initialement une induration chaude et douloureuse qui évolue en quelques jours vers la suppuration et la nécrose. C'est alors le bourbillon jaune qui s'élimine, laissant un cratère rouge. Unique ou multiple, le furoncle prédomine au dos, épaules, cuisses ou fesses (rôle du frottement). Il est impératif d'éviter l'irritation ou la manipulation en raison du risque de dissémination de l'infection.

■ Anthrax

- Agglomérat de furoncles, réalisant un placard inflammatoire hyperalgique parsemé de pustules. Il peut s'accompagner de fusées purulentes sous-jacentes, de fièvre et d'adénopathies régionales.
- Siège électif : cou, haut du dos.

■ Furonculose

- C'est la répétition d'épisodes de furoncles, avec passage à la chronicité sur des périodes de plusieurs mois. Elle doit faire rechercher un facteur favorisant et un (des) foyer(s) staphylococcique(s) (narinaire surtout mais aussi rétroauriculaire, interfessier et sur les cicatrices d'anciens furoncles).

3. DIAGNOSTIC DIFFÉRENTIEL

■ Folliculites superficielles

- Folliculites superficielles avec des papulo-pustules centrées par un poil (prenant le nom de sycosis pour l'atteinte de la barbe). Il s'agit le plus souvent d'infection à staphylocoque doré mais d'autres organismes peuvent être en cause (levures en particulier).

■ Hidrosadénite

- C'est une infection des glandes sudorales axillaires ou génito-pubiennes.

■ Acné

- La confusion est fréquente, bien que l'acné se distingue des furoncles par son polymorphisme lésionnel (comédons, kystes, papulo-pustules).

4. ÉVOLUTION

- Le passage à la chronicité (ou furonculose chronique) est la complication la plus fréquente.
- Les septicémies et autres complications viscérales à staphylocoque doré restent très rares.
- La staphylococcie maligne de la face avec thrombophlébite du sinus caverneux est exceptionnelle. Elle est redoutée en présence d'un furoncle centrofacial manipulé devenant hyperalgique avec un syndrome infectieux marqué et un œdème centrofacial important.

5. TRAITEMENT

■ Furoncle isolé

- Protection par un pansement, avec antiseptiques.
- Pas d'incision.

■ Localisation à risque (centrofaciale), anthrax ou furoncles multiples

- Antibiothérapie générale pendant 8 à 10 jours (macrolide, pénicilline M, synergistine).

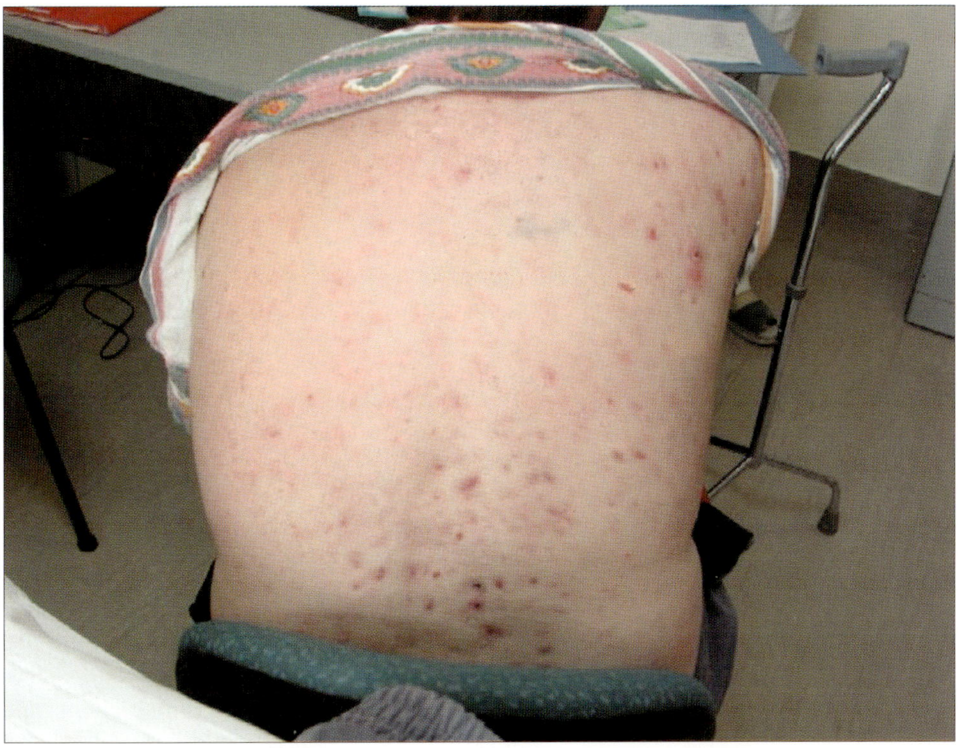

Figure 1. Acné induite par le Dantrolène (DANTRIUM®).

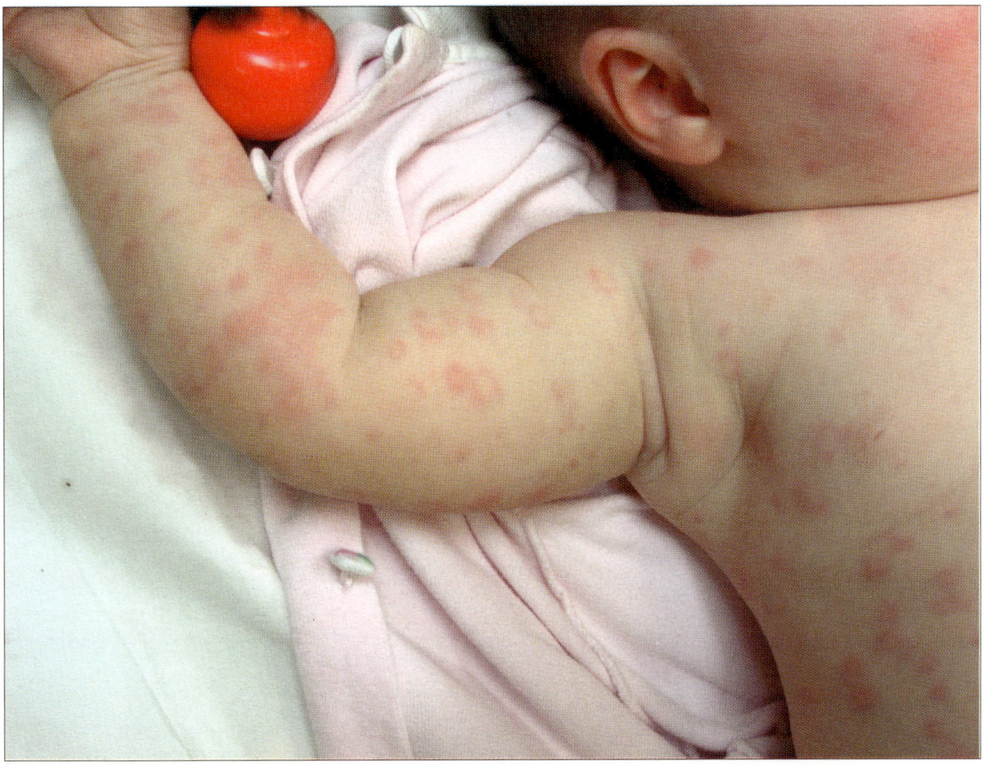

Figure 2. Urticaire aiguë en grandes plaques.

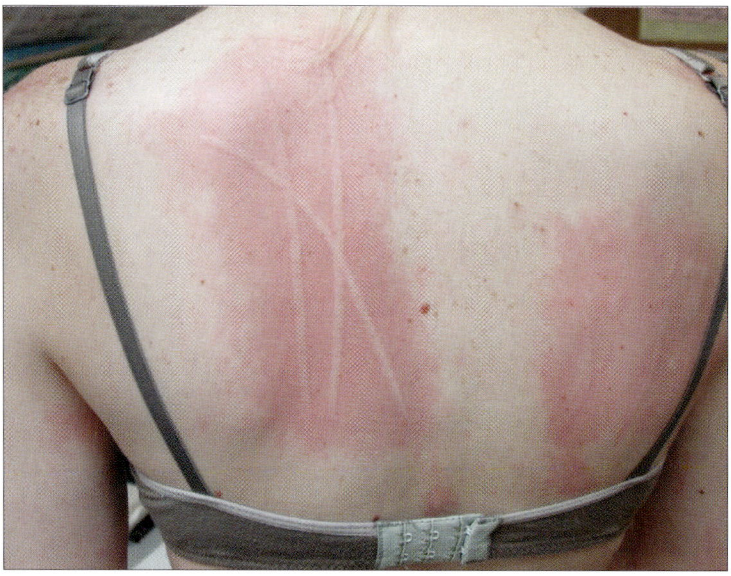

Figure 3. Dermographisme.

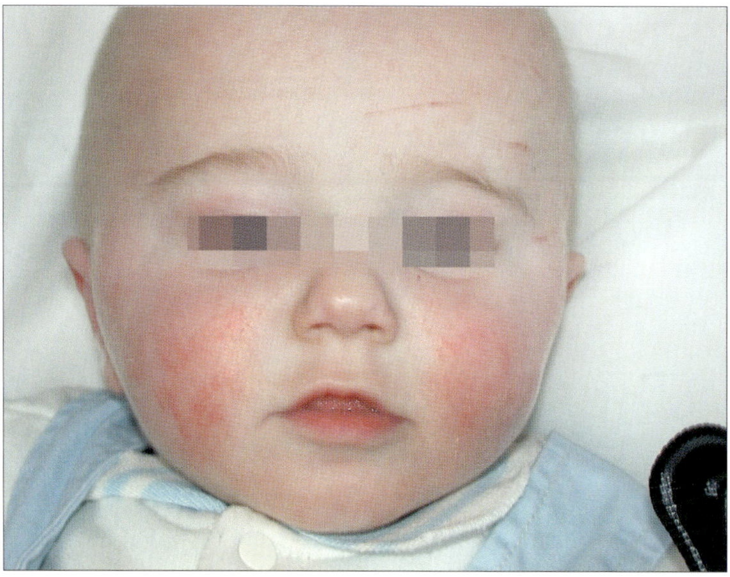

Figure 4. Dermatite atopique du nourrisson.

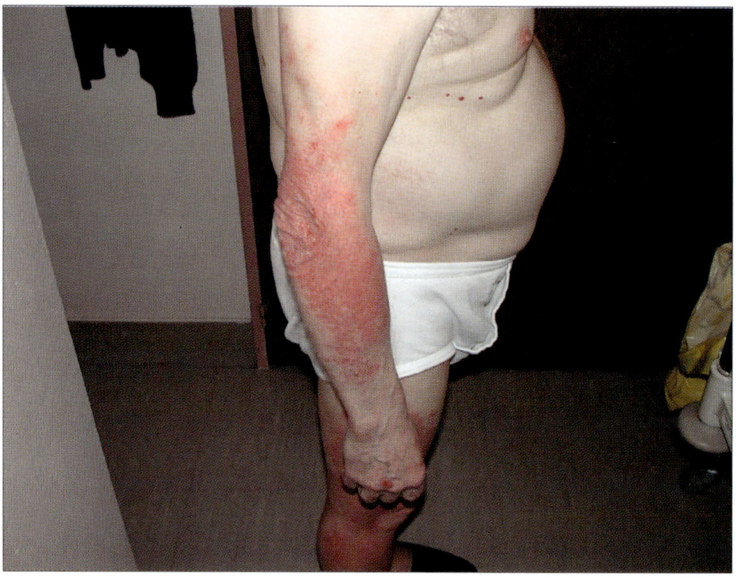

Figure 5. Eczéma de contact au PARFÉNAC®, utilisé pour des piqûres d'insectes.

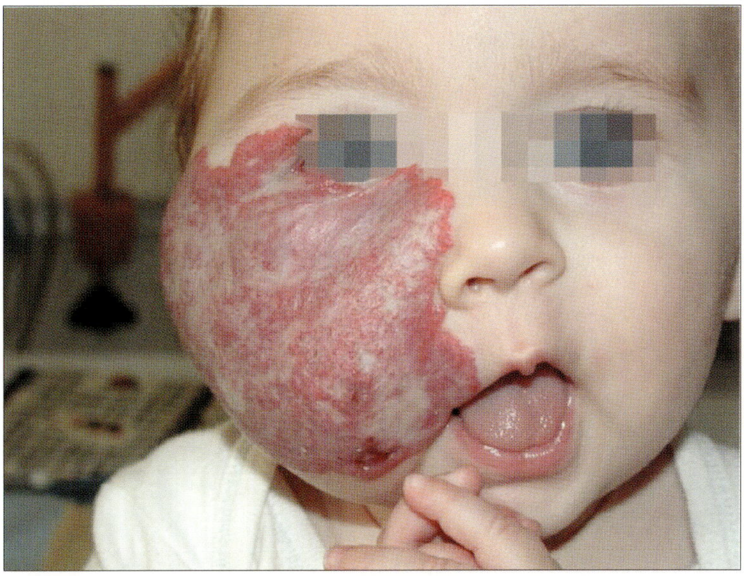

Figure 6. Angiome immature de la joue.

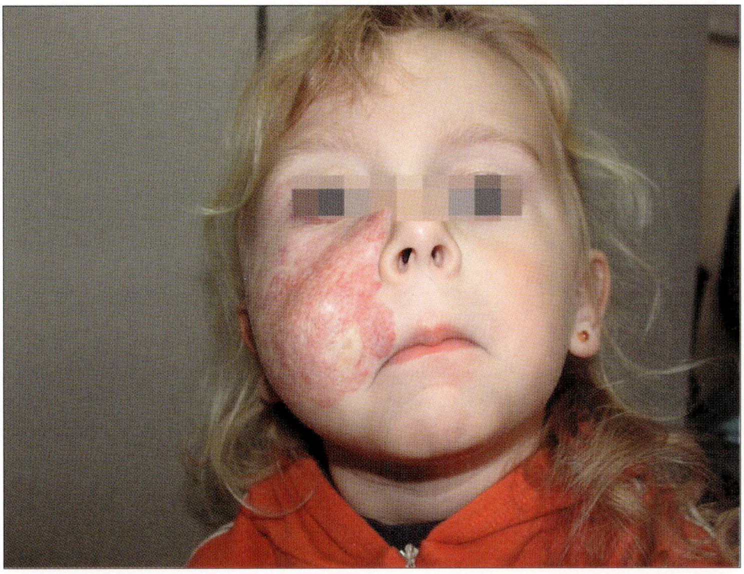

Figure 7. Même enfant 2 ans plus tard, après une corticothérapie à 3 mg/kg/j.

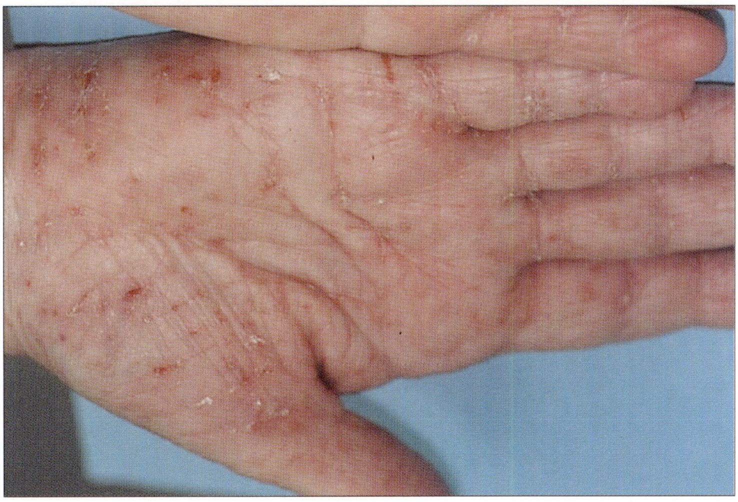

Figure 8. Gale des mains. Noter les sillons et vésicules perlées.

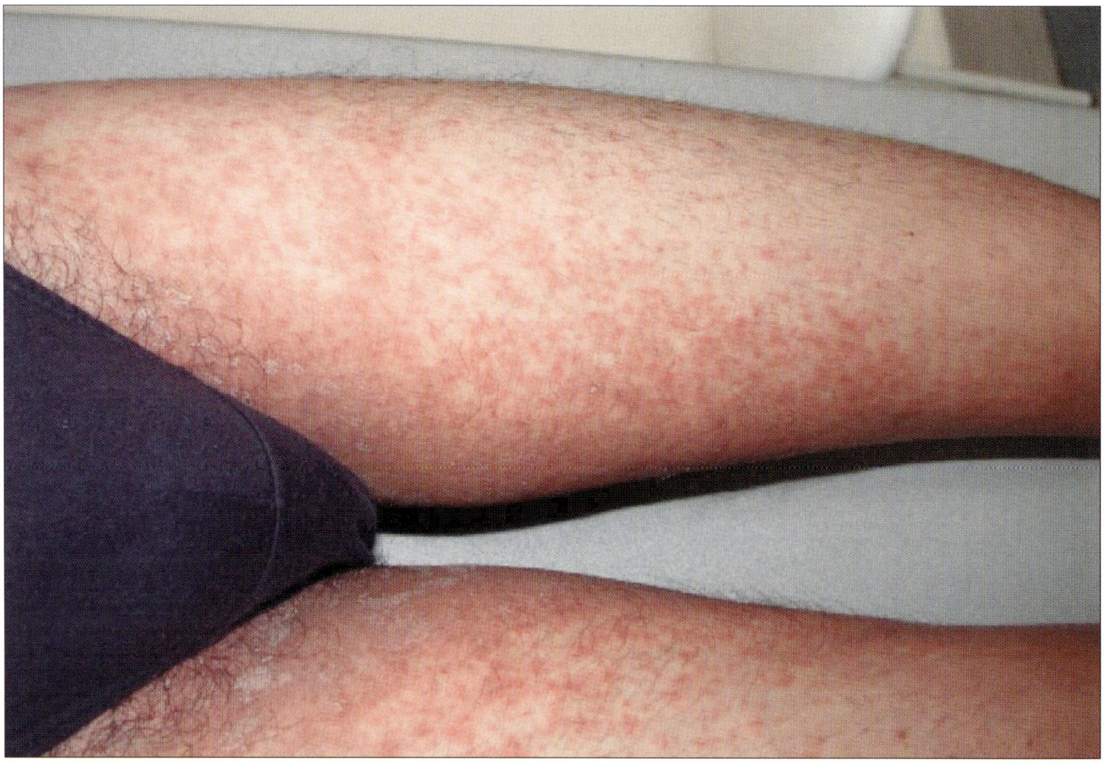

Figure 9. Exanthème maculo-papuleux de la cuisse.

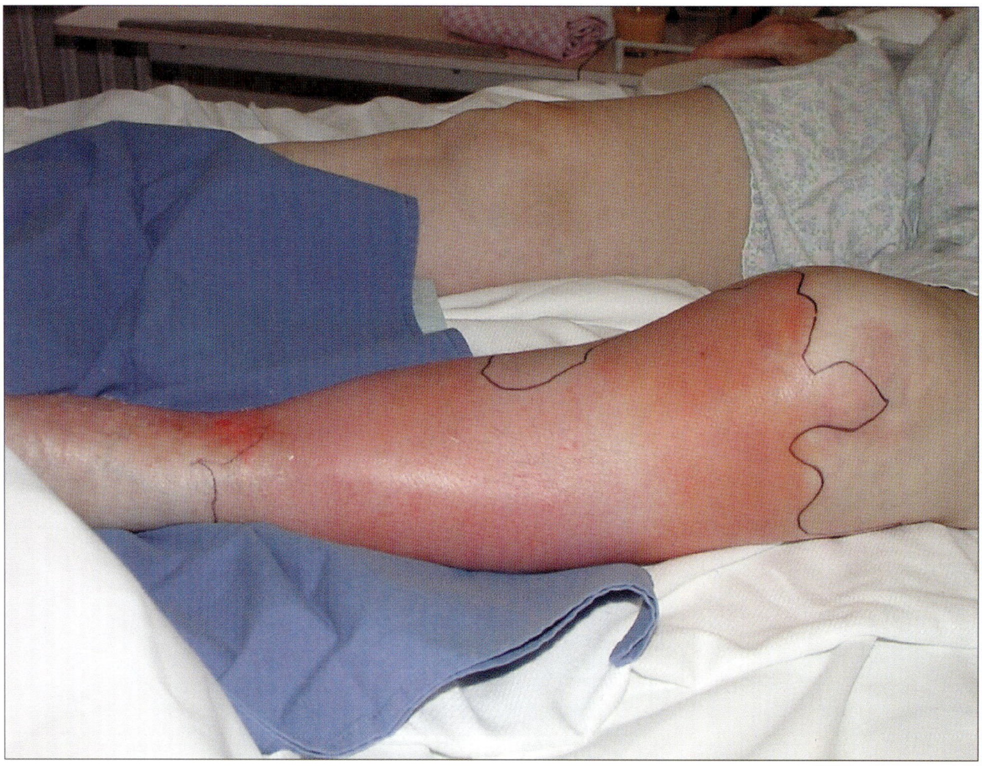

Figure 10. Érysipèle.

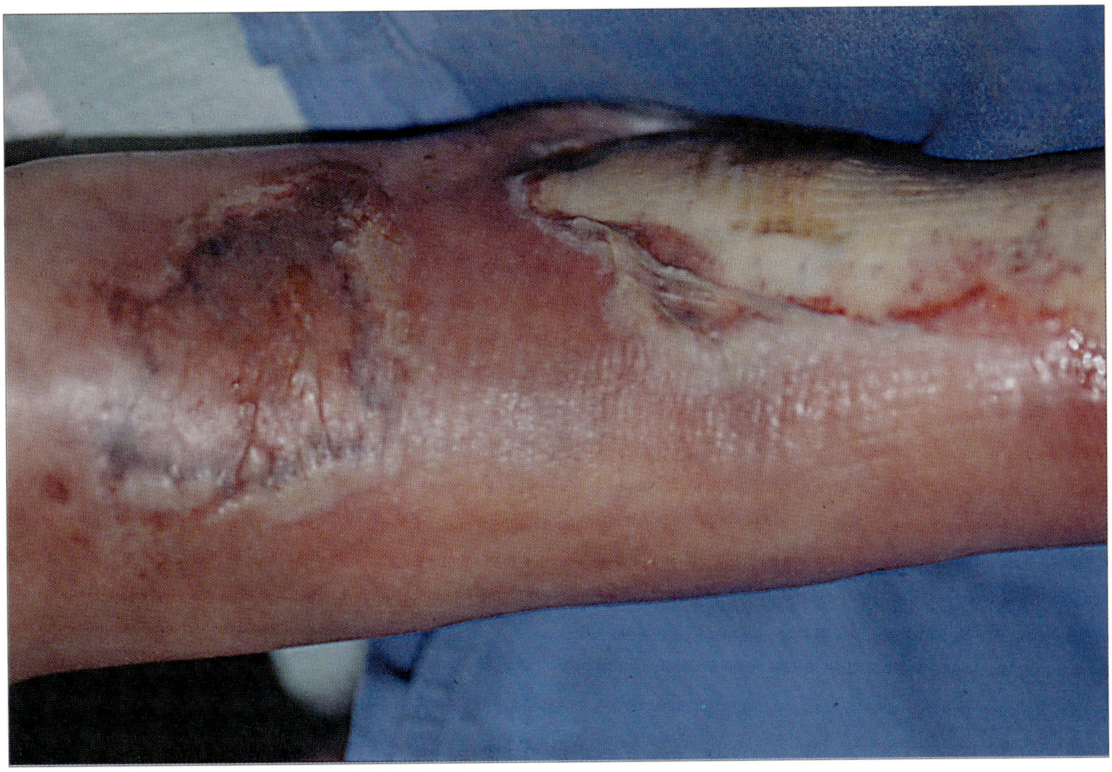

Figure 11. Dermo-hypodermite nécrosante.

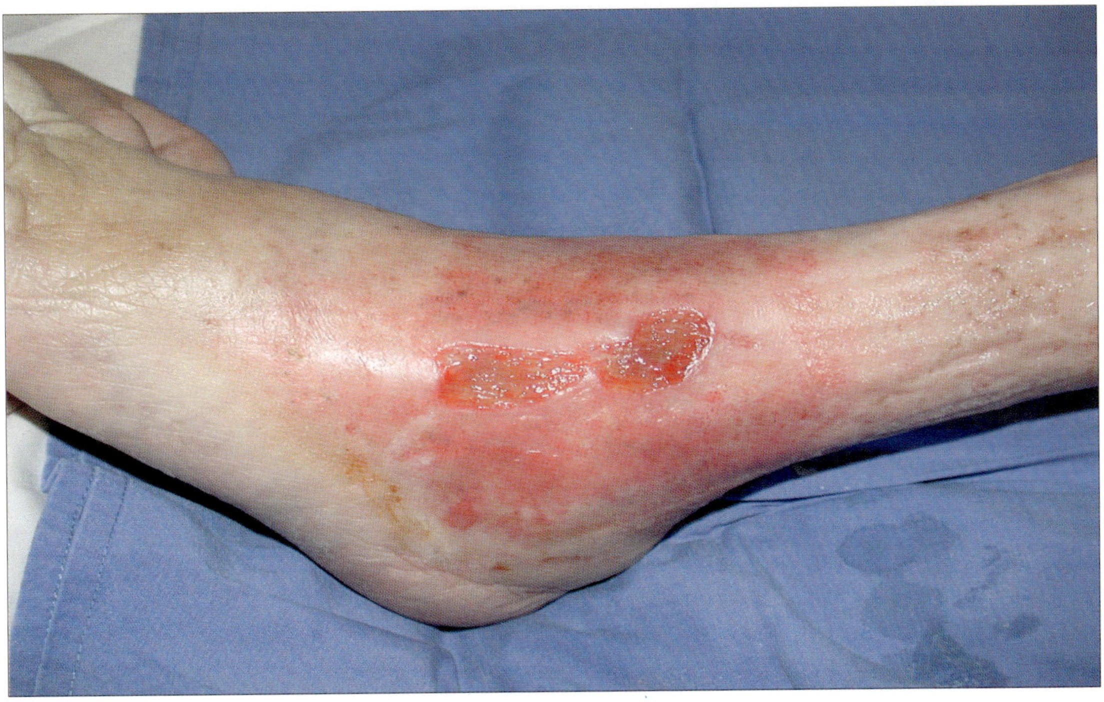

Figure 12. Dermatite eczématiforme sur insuffisance veineuse.

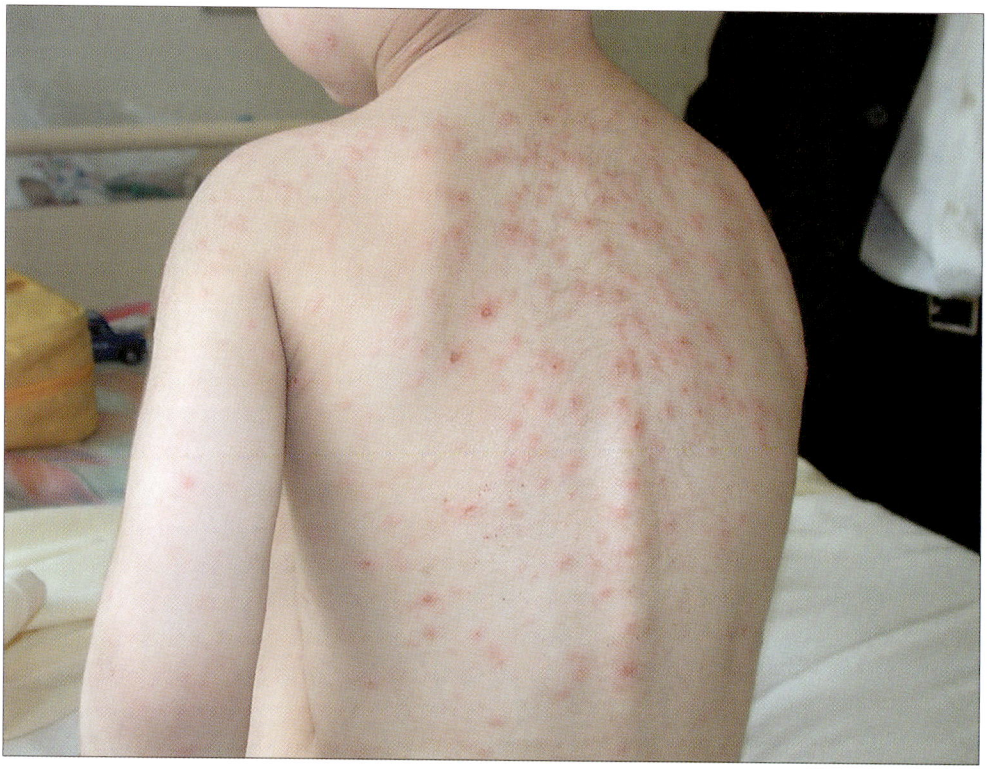

Figure 13. Varicelle établie : lésions d'âge différent, inflammatoires, ombiliquées ou croûteuses.

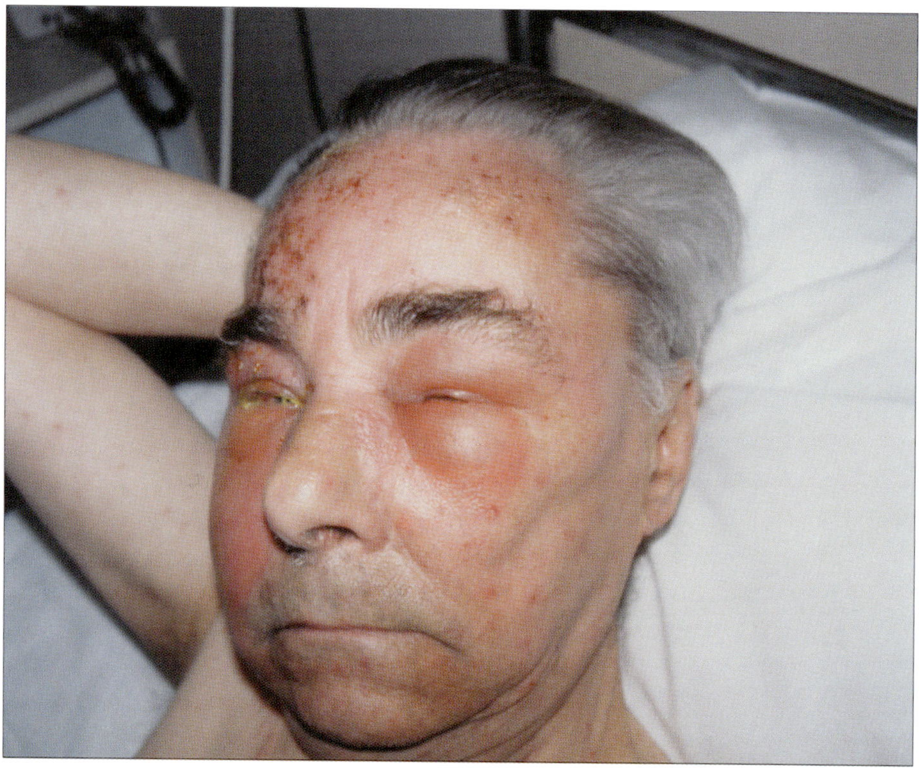

Figure 14. Zona du territoire du trijumeau.

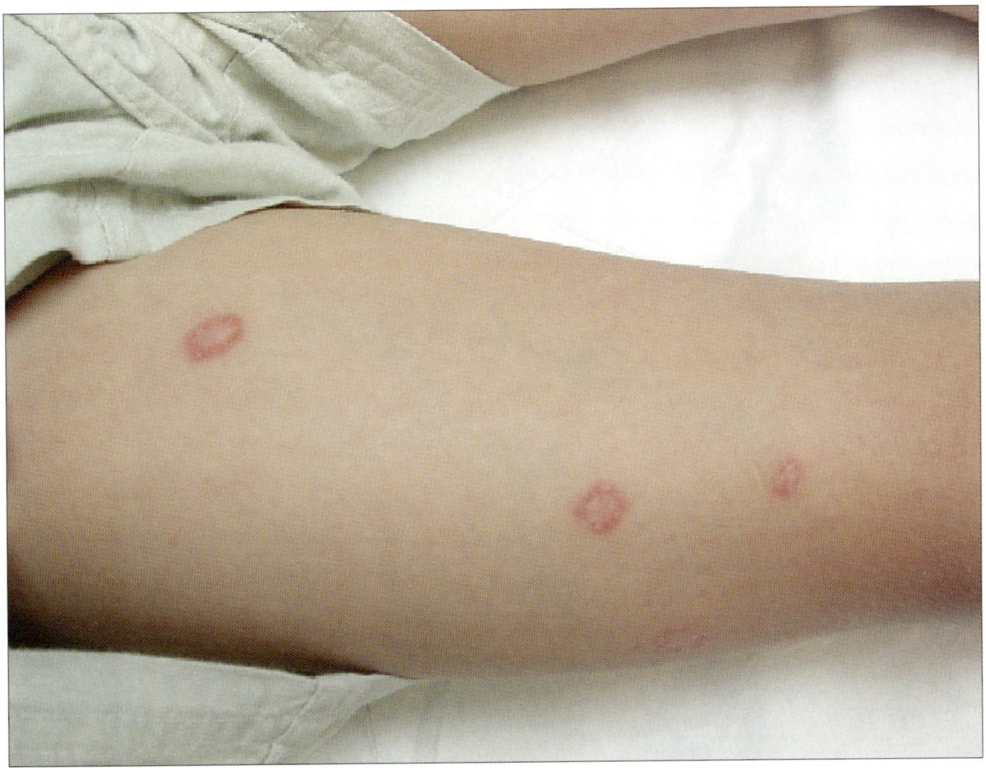

Figure 15. Herpès circiné de la cuisse (multiples lésions).

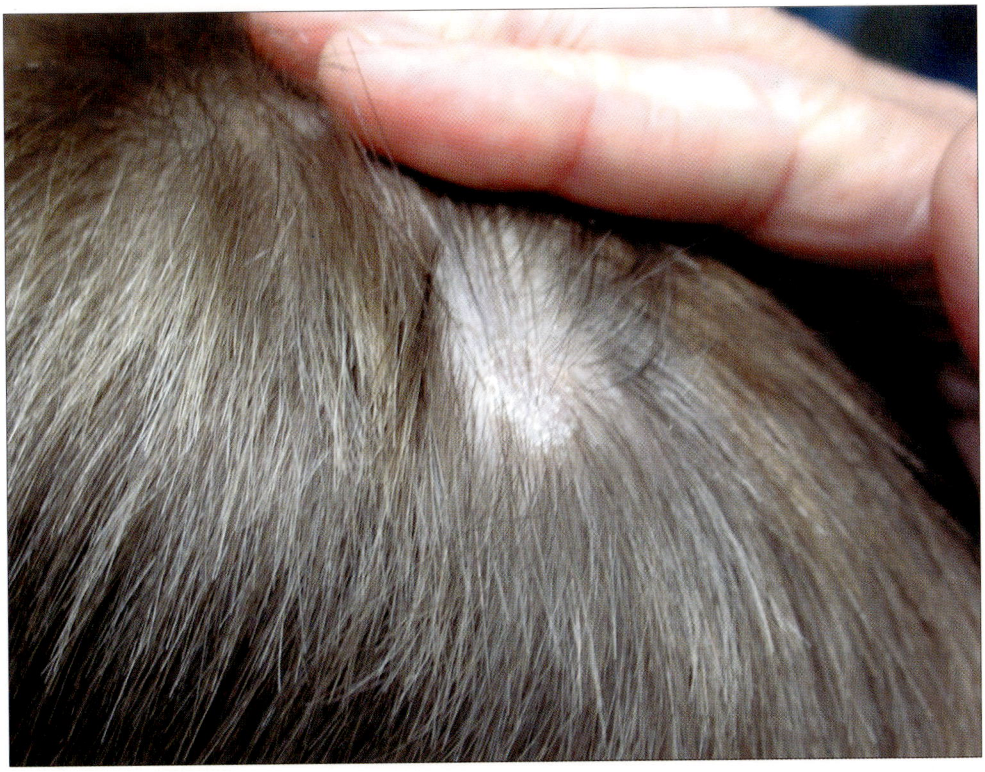

Figure 16. Teigne non inflammatoire.

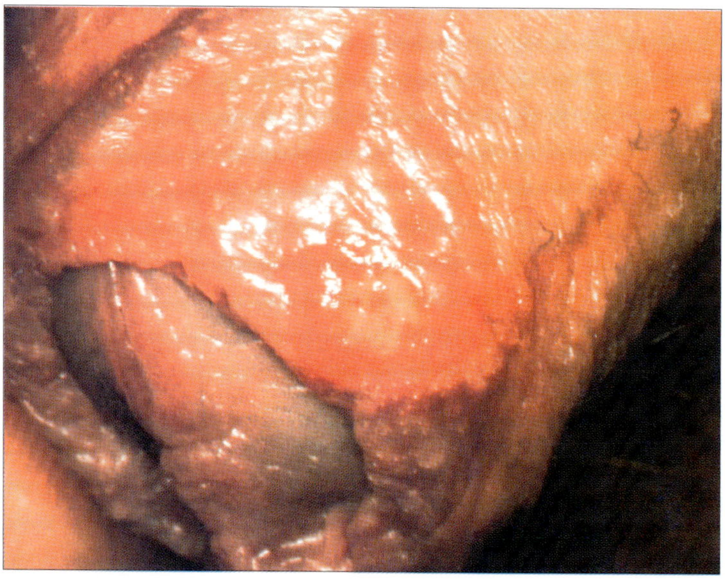

Figure 17. Chancre syphilitique du fourreau.

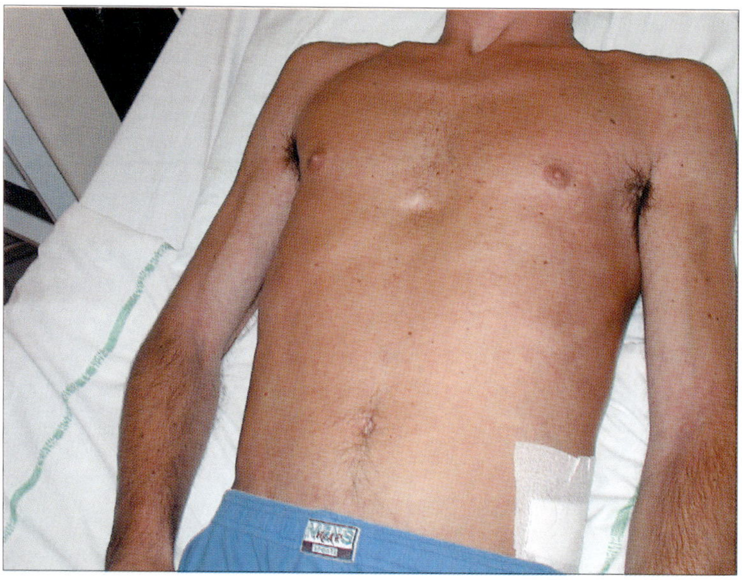

Figure 18. Syphilis secondaire : exanthème maculo-papuleux.

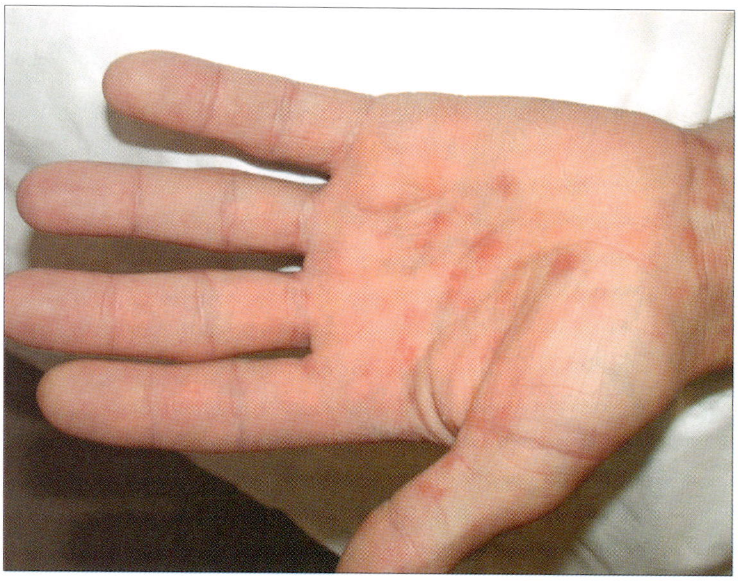

Figure 19. Syphilis tardive.

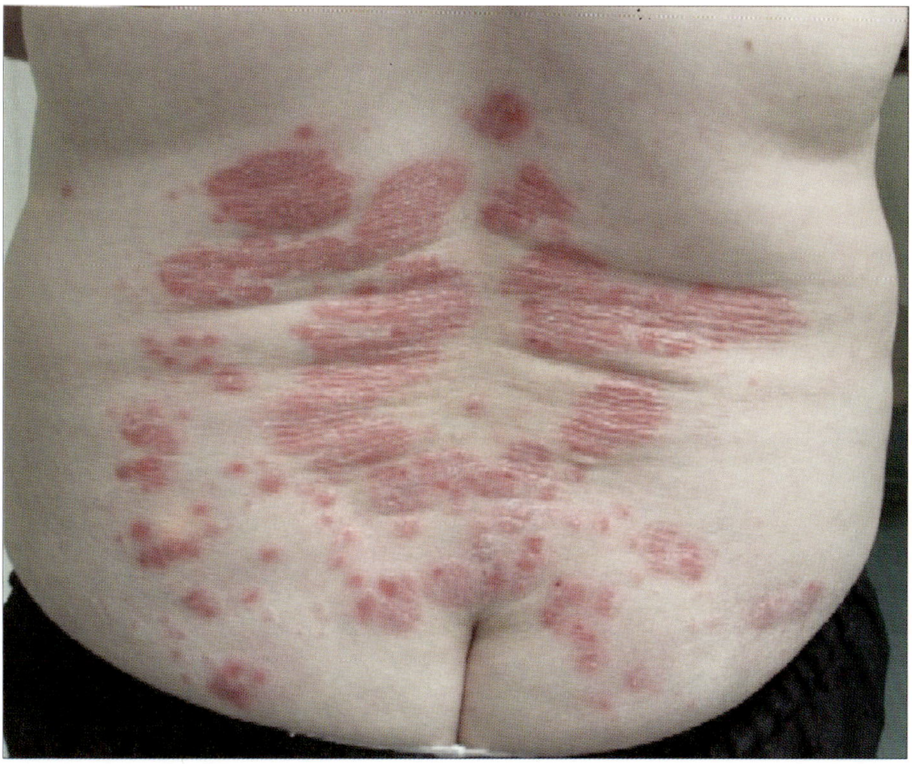

Figure 20. Psoriasis en plaques du tronc.

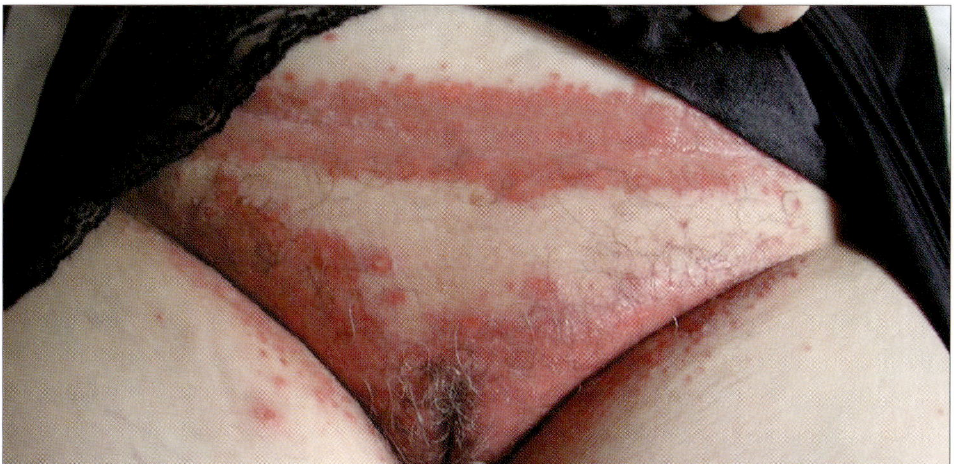

Figure 21. Psoriasis des plis = psoriasis inversé.

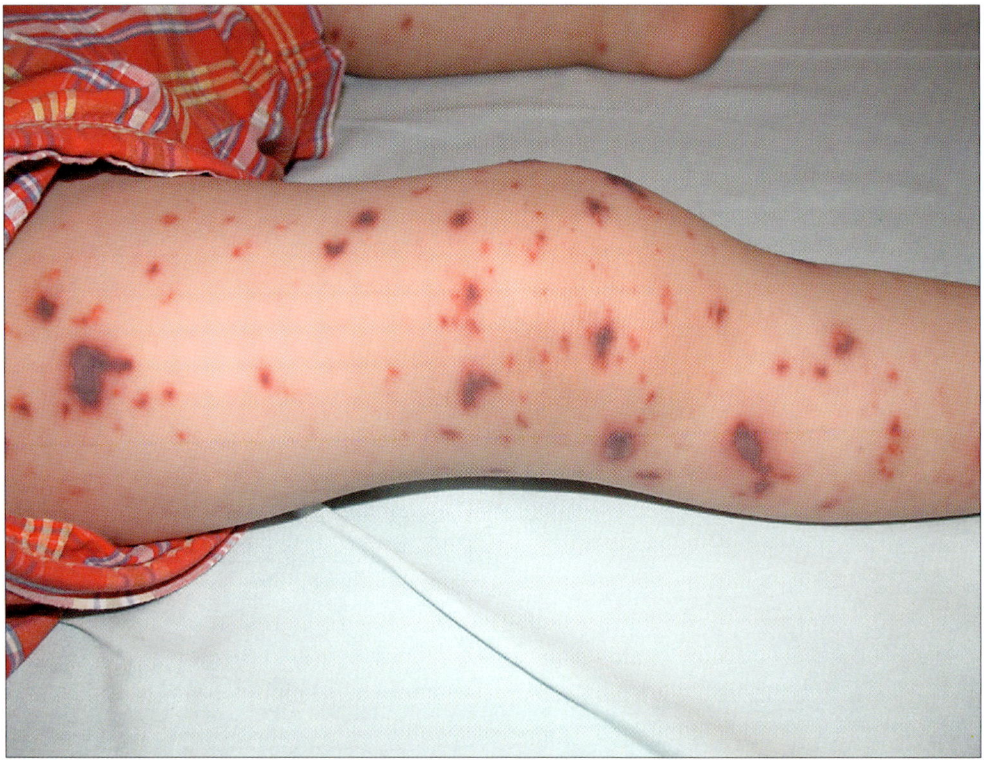

Figure 22. *Purpura fulminans* chez un enfant de 4 ans
(un cocci gram – a été retrouvé à l'examen direct de la ponction lombaire : méningocoque).

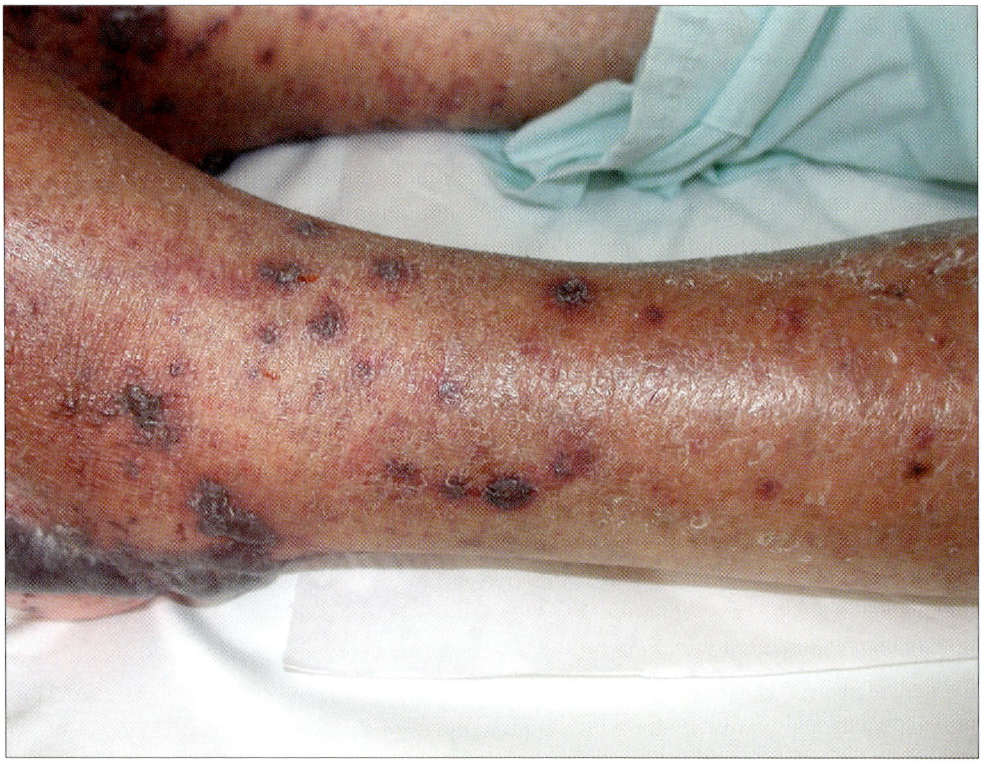

Figure 23. Purpura bulleux des jambes, lié à une vasculite cutanée.

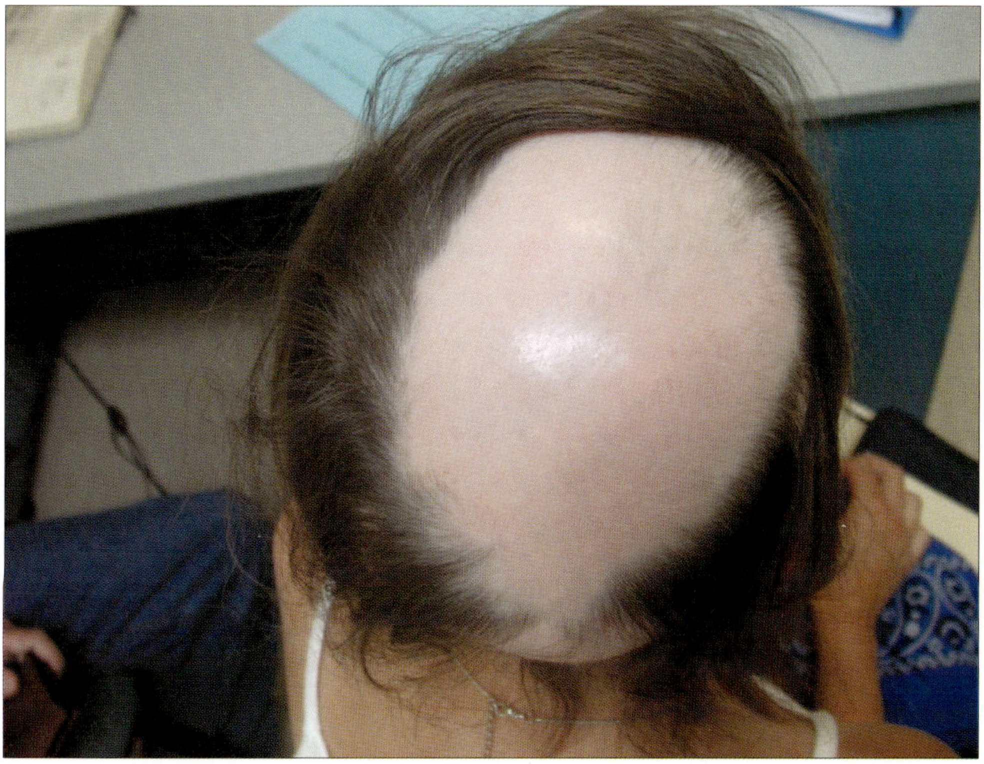

Figure 24. Pelade.

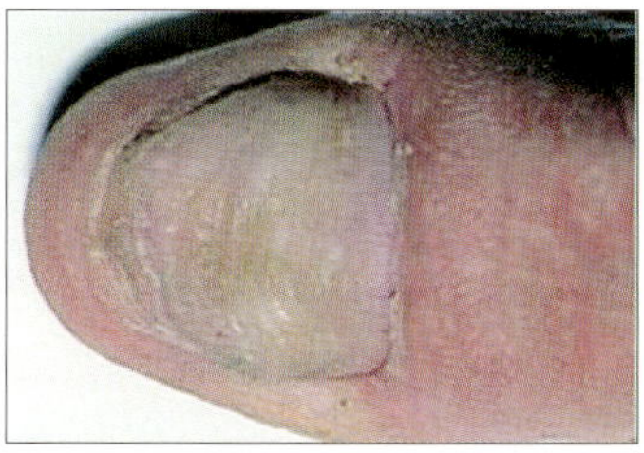

Figure 25. Refoulement des cuticules.

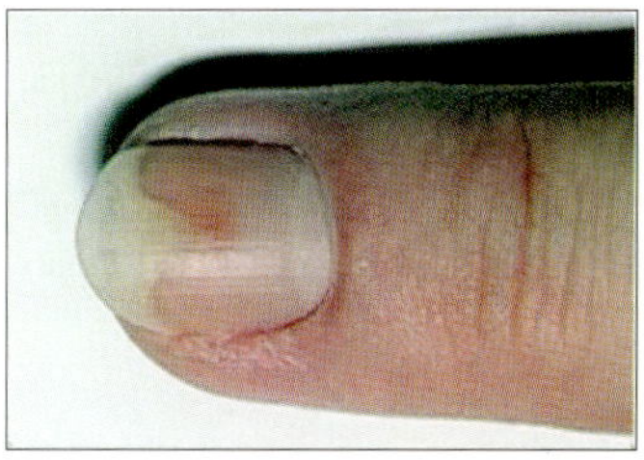

Figure 26. Onycholyse psoriasique.

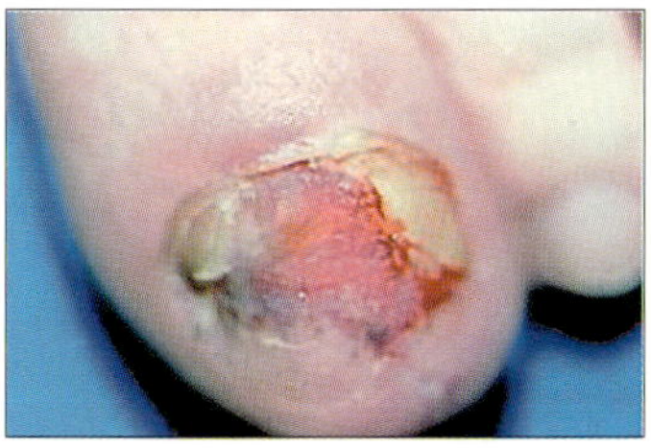

Figure 27. Mélanonychie (mélanome).

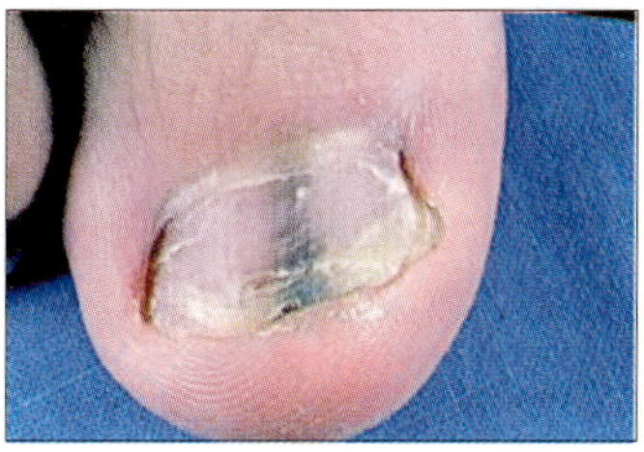

Figure 28. Mélanonychie.

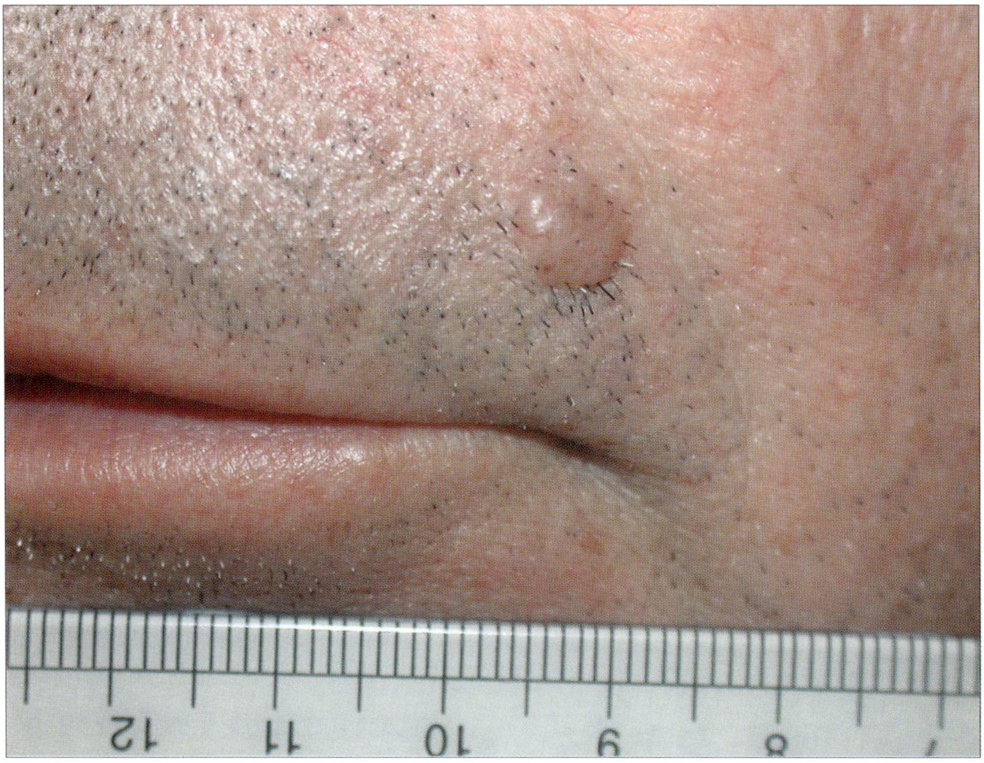

Figure 29. Carcinome basocellulaire nodulaire. Noter les télangiectasies au sein du nodule.

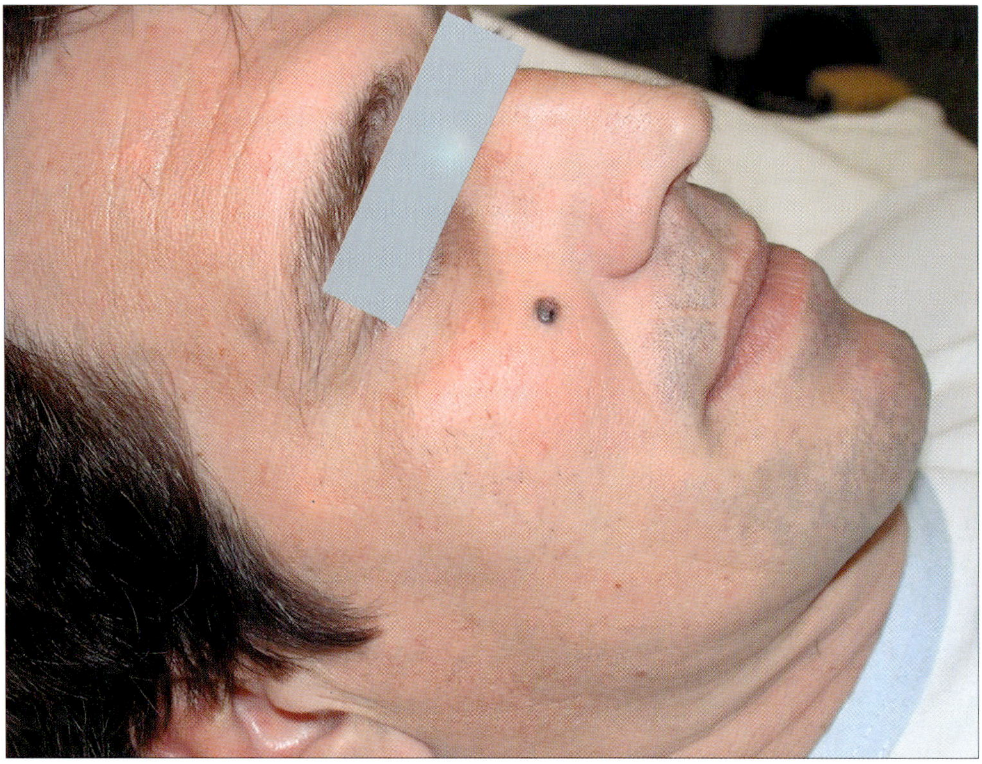

Figure 30. Carcinome basocellualire tatoué de la joue.

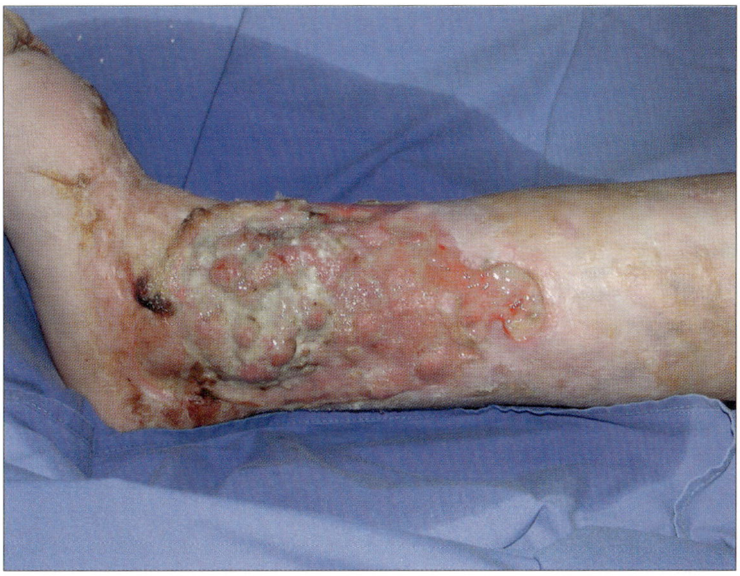

Figure 31. Carcinome épidermoïde développé au sein d'un ulcère chronique de jambe.

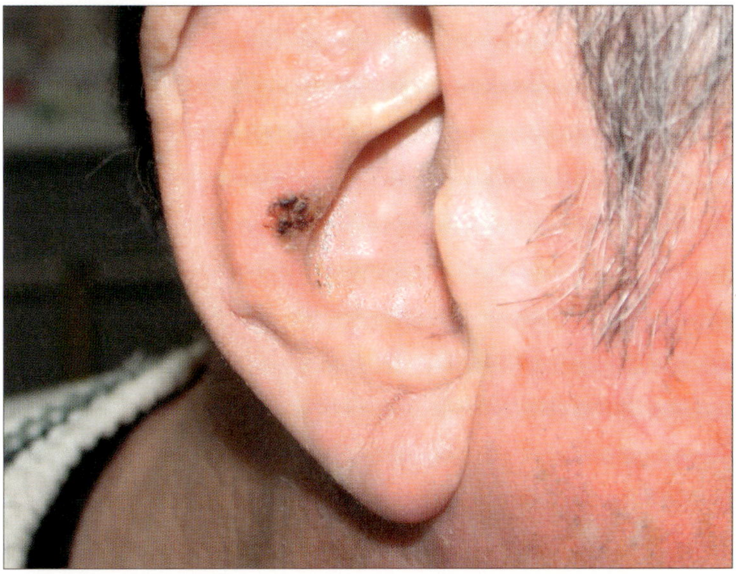

Figure 32. Carcinome épidermoïde de l'oreille (lésion ulcérée).

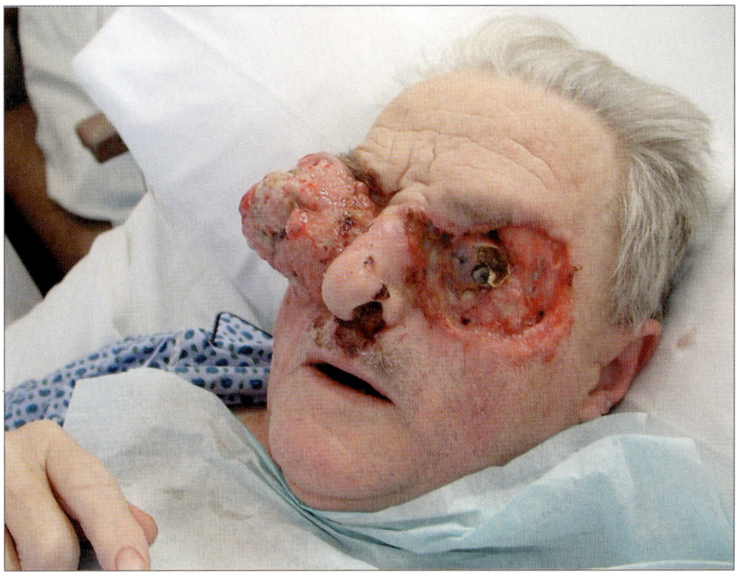

Figure 33. Carcinome épidermoïde négligé en 2002.

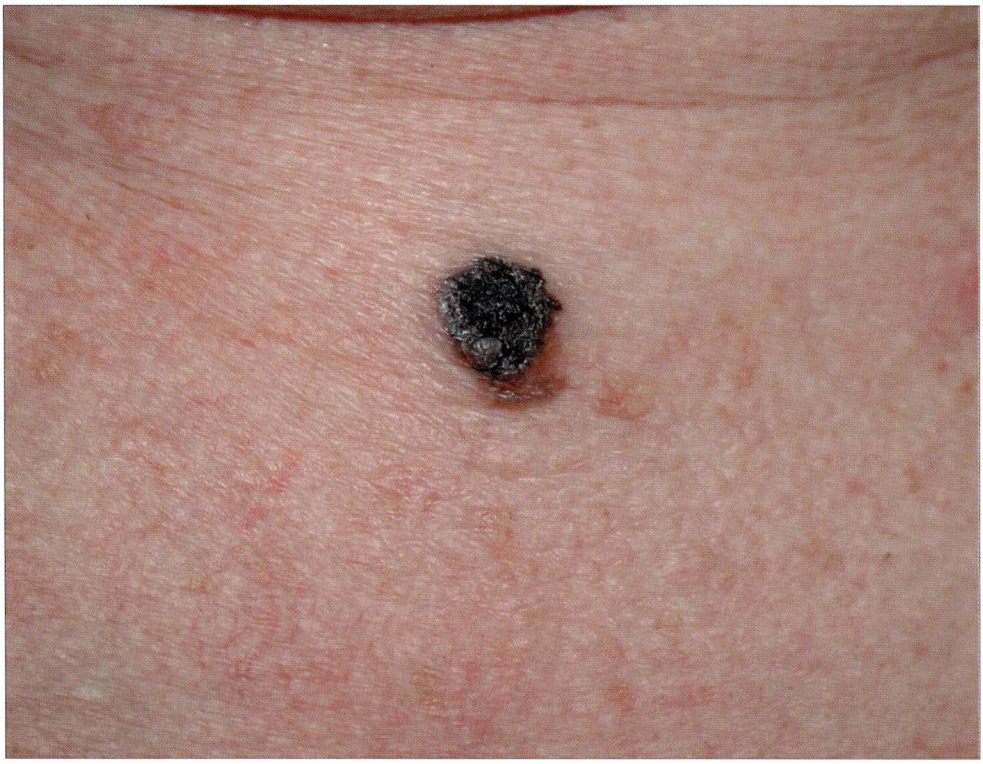

Figure 34. Mélanome de type SSM. Noter le caractère bichrome, asymétrique et irrégulier.

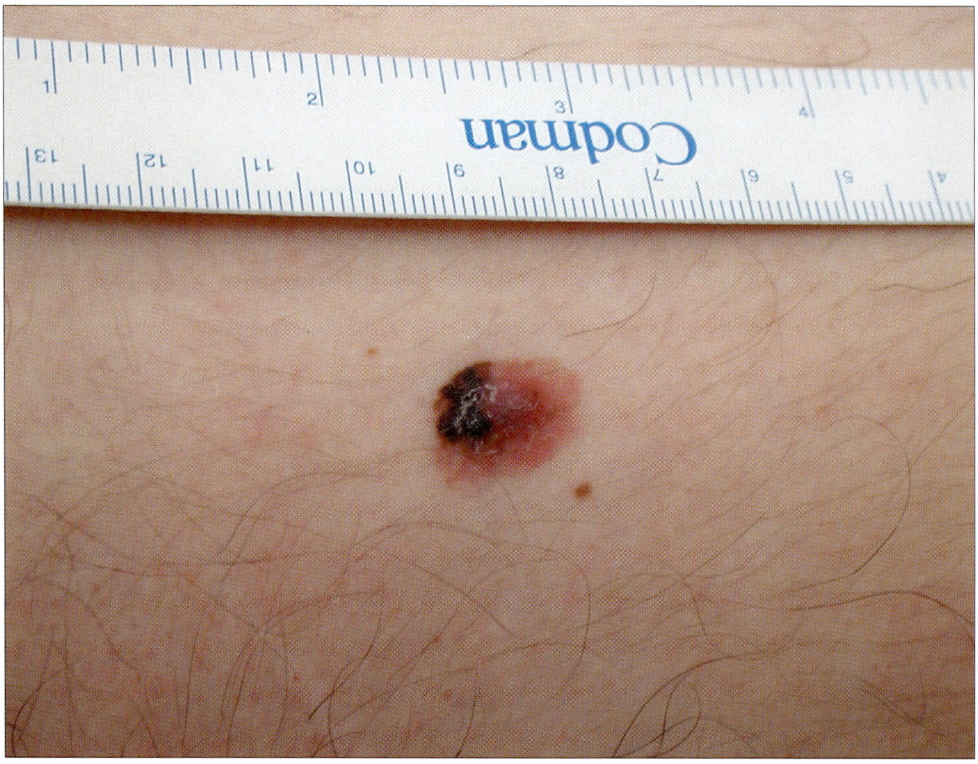

Figure 35. SSM du bras avec un indice de breslow à 2,4 mm.

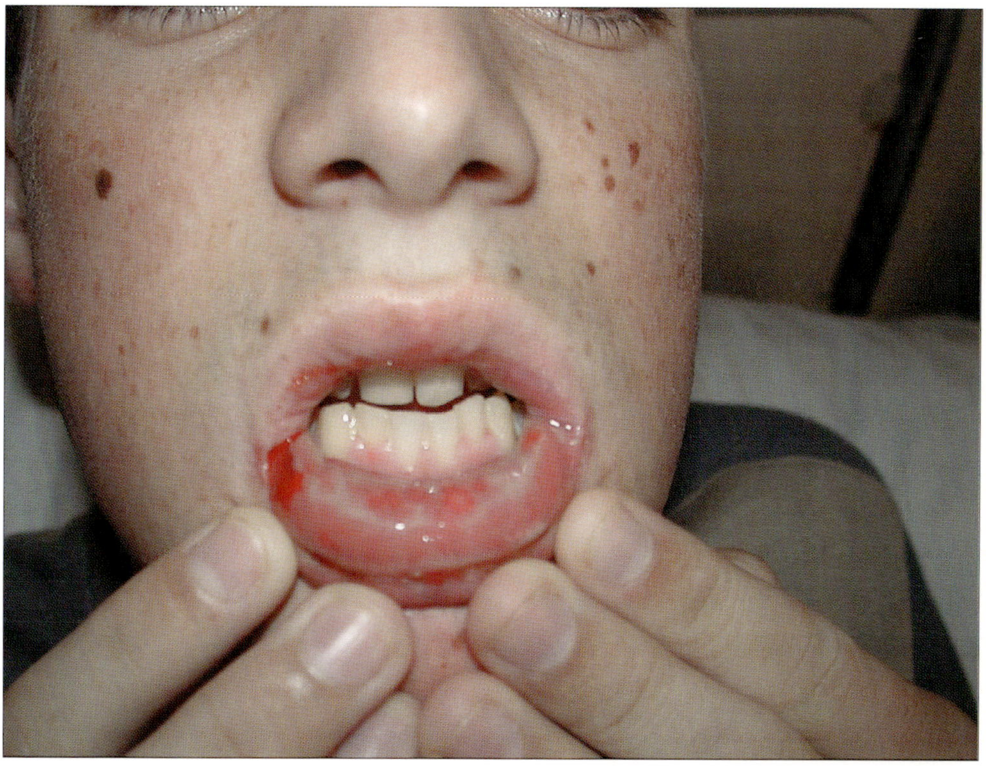

Figure 36. Syndrome de Stevens Johnson lié à une infection à *Mycoplasma pneumoniae*.

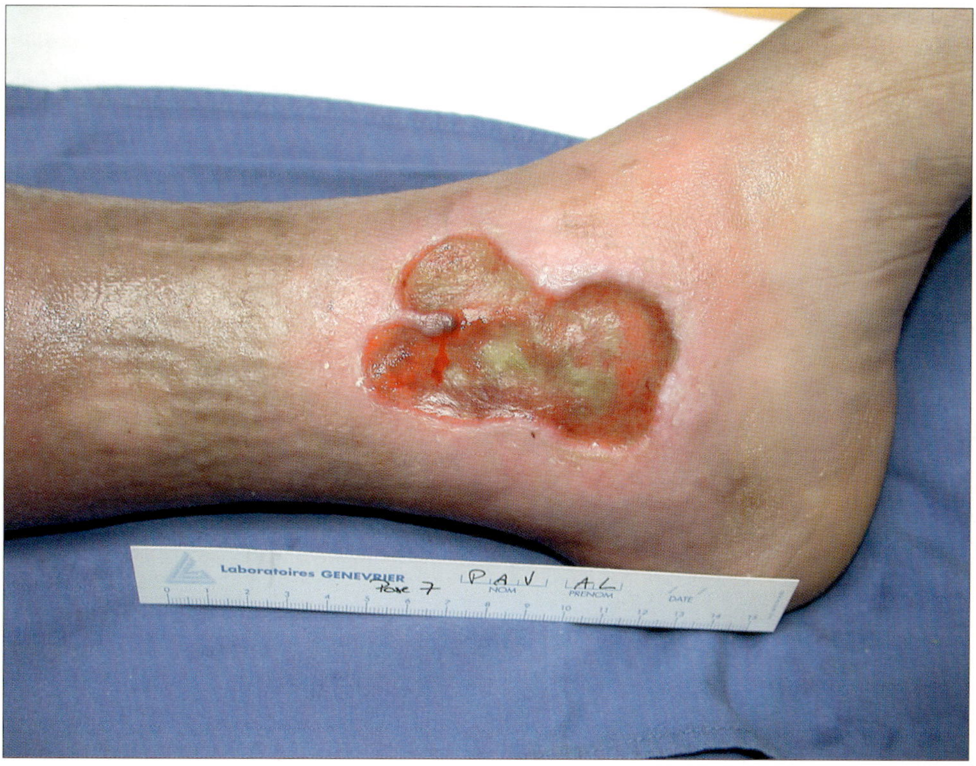

Figure 37. Ulcère veineux.

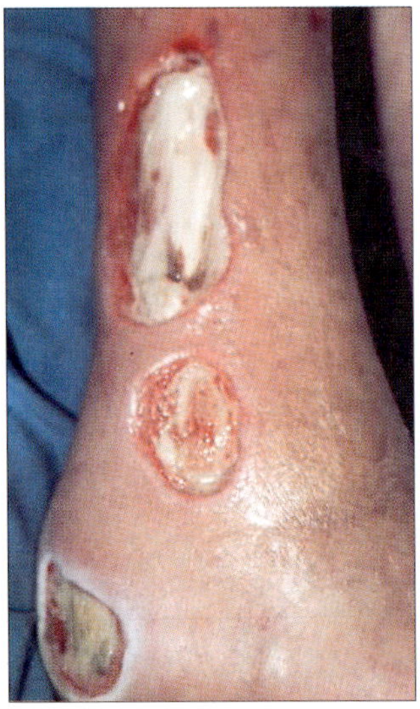

Figure 38. Ulcères artériels.

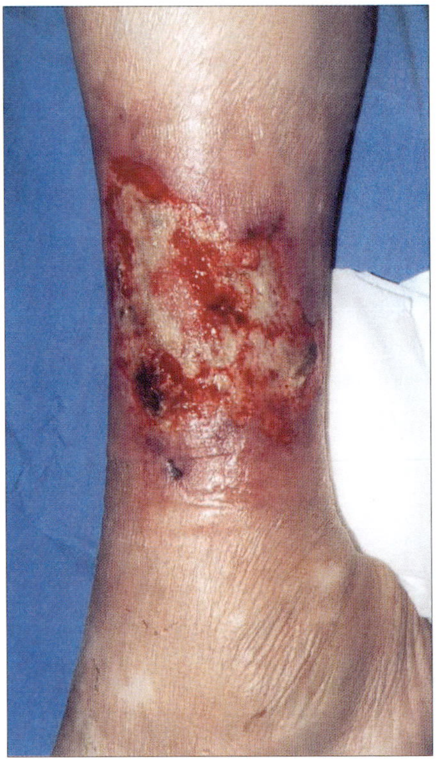

Figure 39. Angiodermite nécrotique.

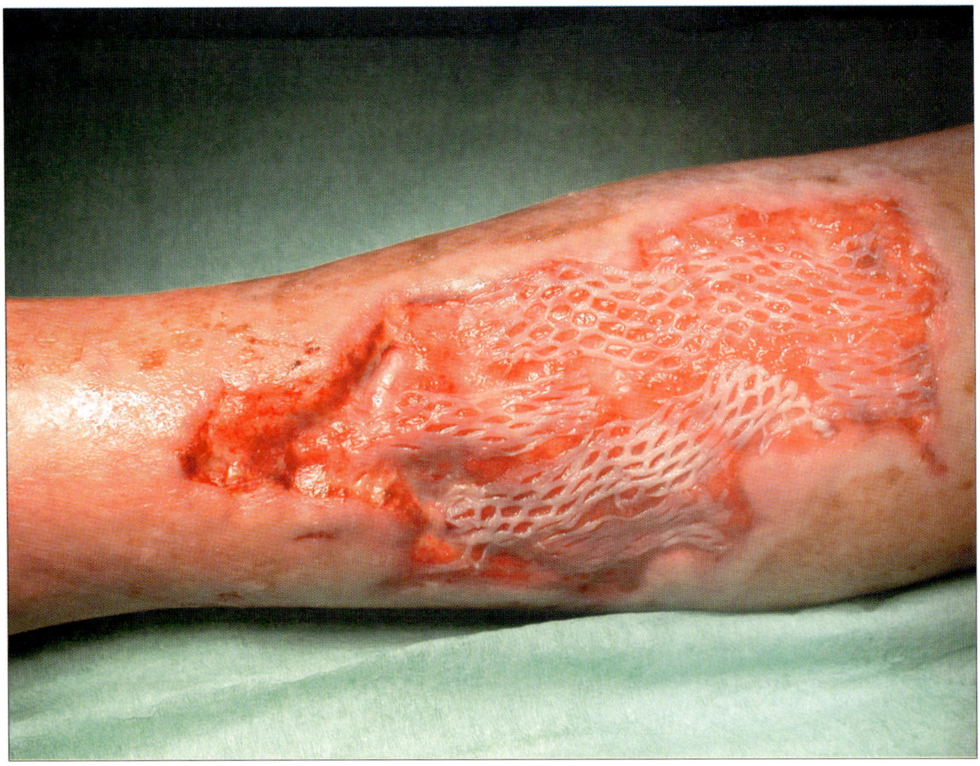

Figure 40. Autogreffe en filet d'un ulcère traumatique.

■ Furonculose

- Hygiène rigoureuse.
- Antibiothérapie *per os*.
- Traitement local prolongé des gîtes par antiseptiques ou antibiotiques.
- Arrêt de travail en cas de profession comportant un risque de contamination alimentaire.
- Prélèvement et traitement des gîtes pour toute la famille.

C. Érysipèle

1. DÉFINITION

L'érysipèle est une dermo-épidermite aiguë d'origine streptococcique, le plus souvent.

2. CLINIQUE

■ Érysipèle de jambe

- C'est la forme la plus fréquente (figure 10, cahier couleur).
- Terrain favorisant : femme obèse, insuffisance veineuse et/ou lymphatique.
- Porte d'entrée : intertrigo inter-digito-plantaire, plaie traumatique, ulcère de la jambe. Parfois, aucune porte d'entrée n'est retrouvée.
- Début brutal avec fièvre élevée (39-40° C), frissons, malaise général.
- Après 24 heures, érythème cuisant, augmentation de volume de la jambe, parfois bourrelet périphérique témoignant de l'œdème dermique, adénopathie inguinale homolatérale douloureuse.

■ Érysipèle du visage

- Plus rare.
- Plaque rouge sombre, douloureuse, limitée par un bourrelet, d'extension progressive sans traitement.

■ Autres sièges

- Organes génitaux externes, fesses, membres supérieurs (favorisé par un lymphœdème).

3. EXAMENS COMPLÉMENTAIRES

- Syndrome inflammatoire, avec augmentation de la CRP, de la VS, polynucléose neutrophile.
- Les hémocultures peuvent être positives.
- Les prélèvements bactériologiques de la porte d'entrée (intertrigo, ulcère de jambe) peuvent retrouver le streptocoque bêta-hémolytique.

- Les ASLO (antistreptolysines) se positivent à 10 jours d'intervalle et permettent un diagnostic rétrospectif.

4. COMPLICATIONS

■ Précoces

- Décollements bulleux.
- Fasciite nécrosante :
  - urgence médico-chirurgicale, hospitalisation en milieu spécialisé ;
  - facteurs prédisposants : diabète, artérite, immunodépression ;
  - peut compliquer un érysipèle négligé ou traité par les AINS ;
  - correspond à une nécrose du derme et de l'hypoderme ;
  - plaques de nécrose hypoesthésiques douloureuses ;
  - altération de l'état général ;
  - augmentation des CPK ;
  - traitement : antibiothérapie intraveineuse à large spectre + excision chirurgicale des tissus nécrosés + rééquilibration hydro-électrolytique.

■ Tardives

- Lymphœdème.
- Glomérulonéphrite exceptionnelle. Recherche de protéinurie à 3 semaines recommandée.

5. TRAITEMENT

■ Curatif

- Antibiothérapie par voie veineuse :
  - pénicilline G IV diluée : 10 à 20 M d'U/j en 4 à 6 perfusions.
- Relais oral dès l'apyrexie :
  - pénicilline V : ORACILLINE® 3 à 6 M/j en 3 prises ;
  - ou amoxicilline : 3 à 4,5 g/j en 3 prises.
- Jusqu'à disparition des signes locaux : 10-20 jours.
- En cas d'allergie aux bétalactamines :
  - pristinamycine 2-3 g/j en 3 prises : PYOSTACINE® 500 2 – 2 – 2 ;
  - macrolide : spiramycine ou roxithromycine ;
  - clindamycine : DALACINE®.
- Traitement de la porte d'entrée, d'un intertrigo, soins d'ulcère de jambe.

■ Préventif

- Prévention primaire :
  - prise en charge adaptée de la stase veineuse ou lymphatique et des intertrigos interdigitaux.

- Prévention secondaire (les récidives représentent 20 % des érysipèles) :
  - traitement de la porte d'entrée (si chronique ++) ;
  - traitement des œdèmes lymphatiques ou veineux ;
  - si plusieurs récidives :
    - pénicilline V orale 2 à 4 M d'U/j en 2 prises,
    - benzathine-pénicilline = EXTENCILLINE® IM 2,4 MU toutes les 2 à 3 semaines ++ ;
  - allergie à la pénicilline : macrolide oral.

II. INFECTIONS À *CANDIDA ALBICANS*

Les *Candida* font partie des levures, champignons se multipliant par bourgeonnement des cellules isolées. Parmi les 35 espèces de *Candida* connues, seul le *Candida albicans* est un saprophyte exclusif des muqueuses (respiratoires, vaginales, digestives). Contrairement aux autres espèces qui peuvent se trouver normalement sur la peau et les muqueuses, il n'est jamais trouvé sur la peau saine.

Les modalités d'infestation sont :

- rarement la voie exogène, telle la contamination du nouveau-né ou du nourrisson par la mère atteinte de vaginite candidosique ou les candidoses sexuellement transmissibles des adultes ;
- surtout la voie endogène par porte d'entrée digestive ou génitale.

Exceptionnellement, *Candida albicans* provoque des septicémies ou des lésions viscérales profondes.

A. Diagnostic

1. CANDIDOSES BUCCALES ET DIGESTIVES

- Elles atteignent un ou plusieurs des segments du tube digestif et sont particulièrement fréquentes aux âges extrêmes de la vie et chez les sujets immunodéprimés :
  - perlèche sous forme d'une fissure de la commissure labiale, avec un fond du pli rouge, macéré puis desquamatif ou croûteux et parfois débord sur la peau adjacente ;
  - stomatite sous forme d'une inflammation aiguë ou chronique de la muqueuse buccale ;
  - stomatite érythémateuse avec rougeur congestive de la muqueuse qui devient brillante, vernissée et douloureuse ;
  - muguet où la surface rouge se recouvre de taches blanchâtres dont le raclage léger permet de détacher les couches superficielles.
- **Le muguet** domine à la face interne des joues alors que les gencives sont plutôt atteintes dans les stomatites érythémateuses banales.

- L'atteinte œsophagienne doit faire rechercher une immunodépression, notamment une infection VIH.
- Les candidoses gastro-intestinales accompagnent généralement une candidose bucco-œsophagienne et peuvent être indirectement révélées par une diarrhée.
- La candidose ano-rectale est révélée par un prurit anal, avec anite érythémateuse suintante ou érosive qui se prolonge par un intertrigo inter fessier.

2. CANDIDOSE DES PLIS

- Intertrigo début au fond du pli, éventuellement fissuraire ; une lésion symétrique par rapport au fond du pli, collerette desquamative ou pustuleuse à quelque distance du foyer principal.
- Facteurs de risque : obésité, diabète, réservoir digestif ou vaginal.

3. CANDIDOSES GÉNITALES

- Leur caractère sexuellement transmissible n'est pas constant ou admis par tous. Les tableaux cliniques sont variés et polymorphes.

4. VULVO-VAGINITE CANDIDOSIQUE

- Érythème, œdème avec prurit, puis enduit blanchâtre, leucorrhées souvent abondantes, blanc jaunâtre, qui stagnent dans les plis de la muqueuse vulvo-vaginale et sont responsables d'un prurit intense ou d'une dyspareunie.
- Extension aux plis inguinaux et aux plis inter-fessiers fréquente.

5. CANDIDOSES GÉNITALES MASCULINES

■ Méatite

- Avec écoulement purulent blanc verdâtre, associé à une dysurie et à un prurit.

■ Balanite et balanoposthiste

- Responsables d'une inflammation du gland, du sillon balano préputial et du prépuce.
- La contamination peut être sexuelle mais l'infection ne peut se développer durablement que sur un terrain prédisposé.

6. CANDIDOSES DES PHANÈRES

- Des folliculites candidosiques peuvent être observées soit à proximité d'un foyer muco-cutané soit plus à distance notamment dans des zones siège de macération ou de transpiration (tronc, cuir chevelu). La non-réponse d'une folliculite à un traitement anti-staphylococcique doit faire pratiquer un prélèvement mycologique pour éliminer tout autant une candidose qu'une dermatophytie.

- Onycholyse candidosique ou plus souvent paronychie chronique atteignant fréquemment la femme adulte exposée à l'eau : l'infection débute toujours par l'atteinte du repli unguéal, qui se tuméfie, devient inflammatoire et dont la pression fait sourde une goutte séro-purulente ; la lame unguéale est ensuite envahie à partir de la paronychie, s'épaissit, devient verdâtre ou brun noir ; l'évolution est chronique, parsemée de poussées intermittentes. Traitement : désinfection à la bétadine + imidazolé local, ou NIZORAL® *per os*.

B. Diagnostic biologique

- Technique : prélèvement par écouvillon de l'intertrigo, d'éventuelles pustules ou par découpage de l'ongle.
- L'examen direct recherche des levures bourgeonnantes avec ou sans pseudo-filament.
- La culture sur milieu de Sabouraud est additionnée d'antibiotiques pour limiter la pousse des bactéries ou d'actidione pour limiter la pousse des moisissures contaminantes. La **levure pousse rapidement en deux à trois jours**.

C. Diagnostic différentiel

- **Les dermites de contact** : très prurigineuses, érythémato-vésiculeuses ou suintantes s'il s'agit d'une dermite de contact allergique ; ou érythémateuse, sèche et crevassée lorsqu'il s'agit d'une dermite de contact caustique.
- **Le psoriasis inversé** réalisant un intertrigo vernissé, papuleux, bien limité ; le diagnostic doit être évoqué dès qu'un intertrigo candidosique résiste à un traitement d'épreuve bien conduit ; l'examen clinique attentif permet éventuellement de dépister une plaque psoriasique plus typique en dehors des plis ; la situation se complique lorsque le psoriasis est colonisé par un *Candida albicans*.
- **Intertrigo microbien ou dermatophytique** : les germes tels que le staphylocoque, le streptocoque ou le pyocyanique peuvent s'associer à des *Candida albicans* dans les plis : cette responsabilité doit être évoquée devant un intertrigo douloureux, fissuraire, répondant mal à l'antifongique seul. L'intertrigo dermatophytique touche essentiellement les plis génito-cruraux ou le quatrième espace interdigitoplantaire ; au niveau des aines, il est asymétrique, surtout marqué par une bordure périphérique et respecte relativement le fond du pli ; au niveau du quatrième espace inter orteil, il s'agit simplement d'une desquamation asymptomatique.

- **L'intertrigo à corynébactérie** (érythrasma) réalise une tache brune, volontiers symétrique, de teinte homogène, s'étendant de la racine de la cuisse et asymptomatique.

D. Traitement

1. PRINCIPES

- Il est nécessaire de rechercher les facteurs favorisant et, dans la mesure du possible, de les éradiquer.
- L'examen clinique doit détecter tous les foyers à traiter simultanément pour éviter les récidives.
- Le traitement des candidoses cutanéo-muqueuses est en règle local, excepté dans certaines formes graves ou étendues qui nécessitent l'utilisation d'un antifongique systémique.

2. MOLÉCULES DISPONIBLES

- Les antifongiques locaux actifs sont de trois types : antibiotiques telle la nystatine (MYCOSTATINE®), l'amphotéricine B (FUNGIZONE®) ou les dérivés imidazolés ou encore le ciclopiroxolamine (MYCOSTER®). On donne actuellement la préférence aux topiques imidazolés, plus modernes, et très nombreux à être commercialisés. La forme galénique (crème, poudre, gel, lait...) est adaptée en fonction de la localisation. Il est en de même pour le rythme d'applications (une ou deux applications quotidiennes) selon la molécule utilisée. En raison de l'excellente activité antifongique, des traitements courts de 15 jours sont habituellement suffisants.
- Certaines molécules sont disponibles sous forme de suspension buccale, dragée ou encore ovule pour traiter le foyer muqueux associé.

3. INDICATIONS

- Les candidoses cutanées localisées sont toujours accessibles à un traitement local ; on y associe le traitement du foyer muqueux : foyer digestif, foyer génital avec traitement par ovules gynécologiques ; traitement simultané d'un partenaire si la contamination sexuelle est avérée.
- Les candidoses cutanéo-muqueuses, inaccessibles à un traitement local simple ou survenant dans un contexte de déficit immunitaire génétique ou acquis justifient le recours à un traitement antifongique systémique oral : ketoconazole (NIZORAL®) avec surveillance du bilan hépatique ou fluconazole (TRIFLUCAN®).

III. INFECTIONS À DERMATOPHYTES DE LA PEAU GLABRE, DES PLIS

Le mode de contamination dépend du réservoir habituel : la transmission est interhumaine pour les espèces anthropophiles (*Trichophyton rubrum, T. interdigitale*...), elle se fait de l'animal infecté à l'homme pour les espèces zoophiles (*Microsporon canis*...) et du sol à l'homme pour les espèces géophiles (= telluriques).

A. Dermatophytoses des plis (et de la peau glabre de voisinage)

1. CLINIQUE

■ Intertrigo interorteil

- 3e et 4e espaces préférentiellement atteints car physiologiquement les plus fermés.
- Desquamation sèche ou suintante, associée ou non à des fissures, des vésicules voire de petites bulles sur la face interne des orteils et au fond du pli.
- Le prurit est variable.
- Cet intertrigo interorteil est une source potentielle de complications :
  - porte d'entrée bactérienne par altération de la barrière cutanée qui peut être à l'origine d'érysipèle de jambe ;
  - source primaire d'extension de la dermatophytose à l'ensemble du pied (anciennement appelé « pied d'athlète »), voire à d'autres régions du corps. Sur le dessus du pied apparaît une lésion arciforme, d'extension centrifuge, prurigineuse, à cheval sur les espaces atteints. Sur la plante, le bord du pied et des talons se développent une desquamation ou une hyperkératose d'épaisseur variable (*T. rubrum*), parfois des lésions vésiculo-bulleuses (*T. interdigitale*). L'atteinte unilatérale est en faveur du diagnostic de dermatophytose. Une contamination main-pied est possible en particulier avec *T. rubrum*. (*two feet, one hand*). Dans ce cas, l'atteinte palmaire est unilatérale, siège d'une desquamation ou d'une hyperkératose d'aspect farineux dans les plis de flexion.

■ Atteinte des grands plis

- Petite lésion arrondie, érythémateuse et squameuse très prurigineuse qui s'étend sur la face interne de la cuisse pour réaliser un placard géographique à contours circinés.
- La présence d'une bordure érythémato-vésiculo-squameuse d'évolution centrifuge alors que le centre de la lésion est en voie de guérison est très évocatrice d'une dermatophytose.
- L'atteinte est uni- ou bilatérale.

2. ÉPIDÉMIOLOGIE

- La contamination résulte sans doute d'une marche pieds nus sur un sol contaminé par les squames parasitées provenant d'un autre pied. Ainsi, les lieux collectifs chauds et humides favorisent la transmission.
- Trois dermatophytes à transmission interhumaine sont responsables d'atteinte des plis : *Trichophyton rubrum* (70-80 % des cas), *Trichophyton interdigitale* (15-20 % des cas) et *Epidermophyton floccosum* (5 % des cas). Pour le premier la transmission semble plutôt familiale (salle de bain), elle est collective pour les deux derniers (piscines, douches collectives, salles de sports, casernes...).

3. DIAGNOSTIC DIFFÉRENTIEL

■ Lésions interorteils

- Il faudra éliminer :
  - une candidose, qui atteint rarement les espaces interorteils mais plus volontiers d'autres plis comme les espaces interdigitaux, le pli interfessier ou les commissures labiales. La lésion est rouge vernissée, fissurée, macérée et suintante, souvent recouverte d'un enduit blanchâtre. *Candida albicans* est l'agent responsable ;
  - une dysidrose (due à un eczéma de contact, ou d'autre cause) peut provoquer des lésions vésiculeuses interorteils et d'autres zones du pied ;
  - un aspect couenneux blanchâtre, macéré souvent prédominant dans le dernier espace évoque plus une infection par moisissures (notion de séjour prolongé en pays tropical, résistance aux antifongiques) ou une infection bactérienne (corynébactéries) ;
  - un intertrigo à bacille gram négatif : lésions érosives, suintantes et malodorantes, parfois verdâtres dues le plus souvent à un bacille pyocyanique.

■ Lésions des paumes et plantes

- Ces lésions sont à distinguer d'un eczéma de contact aigu si les lésions sont vésiculeuses, d'un psoriasis ou d'un eczéma chronique si les lésions sont squameuses ou hyperkératosiques.

■ Lésions des grands plis

- Seront surtout évoqués :
  - une candidose dont la lésion débute au fond du pli et s'étend de part et d'autre sur les surfaces cutanées adjacentes. La peau est érythémateuse, d'aspect vernissé et suintant, fissurée au fond du pli qui est recouvert d'un enduit blanchâtre. Les contours irréguliers des lésions, limitées par une bordure « en collerette desquamative » et la présence de petites papulo-pustules satellites disséminées sur la peau saine environnante sont très

évocateurs. L'évolution est subaiguë et le patient se plaint plus de brûlure que de prurit. Les plis atteints sont les plis inguinaux, sous mammaires ou abdominaux, axillaires et interfessier ;
  - un érythrasma dû à *Corynebaterium minutissimum* dont la clinique se limite à un placard brun chamois à bords curvilignes finement squameux, non prurigineux mais récidivant. L'examen avec une lumière ultraviolette (lampe de Wood) montre une fluorescence rose-corail ;
  - un psoriasis des plis réalisant un placard érythémateux, plus ou moins suintant, parfois croûteux, souvent fissuré et macéré au fond du pli. La lésion s'étend de part et d'autre du pli « en feuillet de livre », avec une limite nette mais sans bordure spécifique. Il n'y a pas de guérison centrale. Le prurit est variable.
- Plus rarement, seront évoqués :
  - une dermite caustique ou de frottement provoquant un érythème plus ou moins suintant, sans limite nette, respectant en général le fond du pli. Le patient se plaint de brûlure ;
  - un eczéma de contact donnant un placard érythémateux plus ou moins vésiculeux, suintant et croûteux à limites émiettées ;
  - une maladie de Hailey-Hailey s'il y a des rhagades dans le pli.

B. Autres dermatophytoses de la peau glabre

1. CLINIQUE

- Lésions arrondies (anciennement appelées « herpès circiné »), placards à contour géographique (figure 15, cahier couleur). L'atteinte est unique ou multiloculaire.
- Prurit souvent féroce, bordure très évocatrice, érythémato-vésiculo-squameuse d'évolution centrifuge alors que le centre est en voie de guérison.
- Lorsque le dermatophyte responsable est d'origine animale ou tellurique, les lésions peuvent prendre un aspect très inflammatoire et pustuleux avec pénétration dans les follicules pileux réalisant un « kérion ». Cet aspect peut également être secondaire à l'application d'une corticothérapie locale prescrite sur une erreur diagnostique.
- Chez un patient immunodéprimé (SIDA, corticothérapie générale à haute dose, greffé d'organe...), la symptomatologie peut être atypique par l'absence de bordure évolutive et de prurit, par l'extension et la rapidité d'évolution.

2. ÉPIDÉMIOLOGIE

- Ces dermatophytoses peuvent témoigner d'une auto-inoculation à partir d'une dermatophytose antropophile des pieds, à rechercher de principe. Elles peuvent résulter de l'inoculation d'un dermatophyte zoophile provenant d'un animal parasité *(M. Canis)* ou d'un dermatophyte géophile. Touchant préférentiellement les régions découvertes du corps, la contamination peut se faire par contact direct ou indirect. Les symptômes apparaissent environ deux semaines plus tard.

3. DIAGNOSTIC DIFFÉRENTIEL

- Des lésions annulaires ne sont pas synonymes de dermatophytoses dont le diagnostic est fait par excès surtout chez l'enfant. Il faut éliminer :
  - dermatite atopique ;
  - eczéma de contact ;
  - psoriasis (lésions évocatrices à distance) ;
  - Pityriasis rosé de Gibert (maladie éruptive à lésions multiples).

4. EXAMENS SECONDAIRES

■ Examen en lumière ultraviolette

- Un examen en lumière ultraviolette qui objective une fluorescence : « rose corail » d'un érythrasma, « jaune-verte » des poils d'une dermatophytose microsporique.

■ Examen mycologique

- Technique : grattage des squames au niveau de la bordure active d'une lésion circinée...
- L'examen direct confirme immédiatement le parasitisme de la couche cornée par les filaments septés du dermatophyte mais sans préciser sa nature.
- La culture interprétable en 2 à 3 semaines précise le genre du champignon (exemple : *Trichophyton*) et l'espèce responsable (exemple : *T. rubrum*).

C. Traitement des dermatophytoses de la peau glabre et des plis

1. MOYENS THÉRAPEUTIQUES

■ Antifongiques locaux

- Les antifongiques locaux actifs sur les dermatophytes sont nombreux :
  - les plus utilisés sont les dérivés imidazolés comportant un grand nombre de spécialités (DAKTARIN®, FAZOL®, PEVARYL®, TRIMYSTEN®, TROSYD® d'application biquotidenne, AMYCOR®, FONGAMIL®, KÉTODERM®, MYK® d'application monoquo-

tidienne) la cyclopiroxolamine (MYCOSTER®), la terbinafine (LAMISIL®), la sporiline (TOLNAFTATE®) ;

- il est important d'adapter la forme galénique à l'aspect clinique : gel, lotion, solution, émulsion, poudre en cas de lésions macérées ou suintantes et crème en cas de lésions sèches ;
- rappelons qu'il n'y a pas d'indication à associer un corticoide topique et que l'amphotéricine (FUNGIZONE®) n'est pas active sur les dermatophytes.

■ Antifongiques généraux

Les antifongiques *per os* ayant l'autorisation de mise sur le marché pour traiter les dermatophytoses sont limités : griséofulvine, kétoconazole, terbinafine. Ce dernier n'est pas autorisé chez l'enfant. Aucun n'est autorisé chez la femme enceinte.

Terbinafine

- La terbinafine (LAMISIL®) est actuellement le plus efficace (fongicide) sur les dermatophytes à la dose de 250 mg par jour.
- Ses principaux effets secondaires sont : troubles digestifs, allergie cutanée et modification du goût.
- Exceptionnellement ont été rapportés des toxidermies graves, des hépatites, des cytopénies sévères.
- Aucune surveillance biologique n'est exigée.
- Il présente peu d'interactions médicamenteuses. Il est coûteux.

Griséofulvine

- La griséofulvine (GRISEFULINE®, FULCINE®) peu onéreuse est intéressante par son action anti-inflammatoire, utile dans les formes vésiculo-bulleuses ou inflammatoires des dermatophytoses.
- La dose quotidienne est de 1 g chez l'adulte et 20 mg/kg/jour chez l'enfant. Elle est fongistatique sur les dermatophytes.
- Elle a peu d'effets secondaires graves mais est parfois mal tolérée chez l'adulte (troubles digestifs, céphalée, vertiges).
- Elle peut être photosensibilisante.
- Elle présente de nombreuses interactions médicamenteuses.
- Une surveillance de la numération formule sanguine se justifie dans les traitements prolongés pendant plusieurs mois (neutropénie).

Kétoconazole

- Le kétoconazole (NIZORAL®) est utilisé à la dose de 200 à 400 mg/jour.
- La survenue possible d'hépatite médicamenteuse, bien que rare, nécessite une surveillance biologique toutes les 2 semaines pendant les 6 premières semaines de traitement.

- Le kétoconazole présente de nombreuses interactions médicamenteuses.
- Il est moins régulièrement actif sur les dermatophytes que sur les levures du genre *candida*.

■ Indications

Le traitement d'une dermatophytose des plis et de la peau glabre peut être local ou général. La décision thérapeutique et le choix des antifongiques tiennent compte :

- de la localisation et de l'étendue des lésions ;
- d'une atteinte phanérienne associée (poils, ongles) ;
- du risque d'effets secondaires et d'interactions médicamenteuses d'un traitement oral ;
- du coût des traitements.

- Il n'y a pas de consensus thérapeutique. Dans tous les cas le traitement n'est curatif que s'il est poursuivi au-delà de l'obtention d'une guérison clinique et s'il est accompagné de mesures préventives pour éviter les rechutes.
- S'il s'agit d'une atteinte isolée des plis ou de lésions de la peau glabre limitées en nombre et en étendue, un traitement local est suffisant. L'application du médicament est de 1 à 2 fois par jour et la durée de prescription varie de 1 à 8 semaines selon l'antifongique choisi.
- S'il y a une atteinte palmo-plantaire, si les lésions de la peau glabres sont multiples ou associées à un parasitisme unguéal ou pilaire, un traitement systémique doit être prescrit. La durée de prescription varie de 2 semaines à plusieurs mois selon les sites atteints.
- Des mesures préventives doivent compléter le traitement curatif pour obtenir une guérison durable : désinfection des sources potentielles de recontamination (tapis de bain, chaussons, chaussures mises pieds nus) par des poudres ou lotions antifongiques, traitement des personnes contaminées de l'entourage et des animaux infectés, conseils de lutte contre l'humidité (séchage attentif, poudre antitranspiration) et prévention par rinçage des pieds et application de poudre antifongique entre les orteils en cas de fréquentation de lieux contaminés (douches d'usines, piscines, saunas, salles de sports...).

IV. INFECTIONS À DERMATOPHYTES DES PHANÈRES

A. Les teignes

Le terme de teigne désigne les infections dermatophytiques comportant un parasitisme pilaire du cuir chevelu (*Tinea capitis*) ou de la barbe (*Tinea barbae*). La teigne du cuir chevelu est une infection de l'enfant avant la puberté et plus rarement de la femme. Elle est très rare chez l'homme adulte. Mais ce dernier peut avoir une teigne de la barbe. Une exception est la teigne favique qui peut débuter dans l'enfance et évoluer durant toute la vie quel que soit le sexe.

1. AGENTS PATHOGÈNES ET ASPECTS CLINIQUES

- Les dermatophytes responsables appartiennent aux genres Microsporum et Trichophyton. La contamination peut être interhumaine (anthropophile) ou animale (zoophile). Certains dermatophytes sont présents dans notre environnement, d'autres sont importés (favus). L'infection débute à la surface du cuir chevelu, se développe dans la couche cornée et pénètre dans le follicule pilaire en suivant le *stratum corneum* qui constitue la gaine externe du poil.

2. TEIGNES DU CUIR CHEVELU

On distingue quatre types de teignes du cuir chevelu : les teignes tondantes microsporiques et trichophytiques, les teignes inflammatoires ou kérion et la teigne favique.

■ Les teignes tondantes microsporiques

- La consultation est motivée par l'apparition de plaques alopéciques arrondies de quelques centimètres de diamètre, uniques ou multiples d'extension centrifuge.
- Sur un fond de squames grisâtres, recouvrant la zone alopécique les cheveux sont cassés régulièrement à quelques millimètres de la peau.
- Observés avec attention ils apparaissent « givrés » par la gaine de spores qui entoure la tige pilaire.

■ Les teignes tondantes trichophytiques

- Elles se traduisent par la présence de petites lésions éparses squamo-croûteuses.
- Parfois pustuleuses engluant des cheveux cassés très court. Parfois s'observe un aspect de « comédon » si le cheveu parasité se casse à la sortie du follicule (figure 16, cahier couleur).

■ La teigne favique

- Le diagnostic de teigne favique est facile dans une forme évoluée typique.
- Sur un cuir chevelu inflammatoire, érythémateux et squameux, devenu alopécique par chute de mèches entières de cheveux, s'observent de petites dépressions cupuliformes remplies de croûtelles molles jaunâtres.
- Ce sont les « godets faviques » constitués d'amas de filaments du champignon.

Teignes inflammatoires ou kérions

- Les teignes inflammatoires ou kérions traduisent une réaction immunitaire violente au parasitisme, probablement parce qu'il s'agit d'une espèce peu adaptée à l'homme (dermatophytes d'origine animale ou tellurique).
- Rapidement, apparaît un placard inflammatoire en relief, de quelques centimètres de diamètre, ponctué d'orifices pilaires dilatés d'où les cheveux sont expulsés et d'où coule du pus. La douleur est variable, il n'y a pas de fièvre.
- Il y a souvent de petites adénopathies satellites inflammatoires. Impressionnantes, ces teignes ne présentent aucune gravité particulière et ne laissent pas plus de zones cicatricielles que les autres types de teignes.

3. ASPECTS ATYPIQUES ET TEIGNES DE LA BARBE

Le diagnostic de teigne du cuir chevelu peut être difficile car les aspects atypiques sont nombreux :

- aspect fruste se limitant à un état pelliculaire diffus (*Trichophyton soudanense*) l'alopécie discrète d'une teigne est souvent difficile à percevoir sous les coiffures tressées des petites filles africaines d'autant plus qu'existe une alopécie de traction ;
- formes avec des squames épaisses engainant les cheveux sans alopécie associée (*M. canis*) ;
- formes modifiées par l'application de topiques. Bien des kérions surviennent après application intempestive de corticoïdes ;
- teignes des immunodéprimés, en particulier par infection VIH ; elles peuvent simuler une dermite séborrhéique ou un psoriasis.

Les teignes de la barbe se présentent dans la majorité des cas comme une folliculite aiguë suppurée : plages papuleuses inflammatoires, pustuleuses et parfois verruqueuses. Il est difficile de les distinguer cliniquement d'une folliculite bactérienne et seul le prélèvement mycologique en fera la preuve.

Examen mycologique

L'examen mycologique est indispensable compte tenu du polymorphisme, des aspects atypiques, et de la législation qui impose une « éviction scolaire jusqu'à un examen microscopique négatif » ainsi que le contrôle et traitement des sujets en contact. Il doit être fait avant toute prescription d'antifongique local ou systémique ou après une fenêtre thérapeutique de 2 semaines au moins.

L'examen mycologique comprend :

- l'examen des lésions en lumière ultraviolette (lampe de Wood) qui montre une fluorescence variable selon l'agent pathogène et précise l'extension des lésions ;
- le prélèvement de squames et cheveux parasités cassés. Sur ce prélèvement un examen direct au microscope montre en quelques heures le mode de parasitisme des cheveux ou des poils et confirme

le diagnostic de teigne. Le traitement peut alors être débuté. La culture identifie, en moins d'un mois l'agent fongique responsable. Son origine géographique et son mode de transmission anthropophile, zoophile ou tellurique, permettent de déterminer et traiter la source de contamination.

■ Traitement

Le traitement d'au moins six semaines doit être à la fois local et systémique jusqu'à guérison complète clinique et mycologique.

Traitement local

- Imidazolés ou ciclopiroxolamine dans une forme galénique adaptée au cuir chevelu (solution ou crème).
- Désinfecter bonnets, capuches, brosses avec un antifongique en poudre.
- Couper les cheveux infectés du pourtour des plaques.

Traitement systémique

- En première intention griséofulvine (20 mg/kg/j) bien tolérée par les enfants.
- Seconde intention kétoconazole ou terbinafine (pas d'AMM chez l'enfant).

B. Les mycoses unguéales à dermatophytes

- Les ongles des orteils sont le plus souvent atteints (80 % des cas).
- Les dermatophytes responsables sont avant tout *T. rubrum* (80 %) et *T. mentagrophytes var. interdigitale* (20 %). Leur transmission est interhumaine et l'atteinte unguéale est presque toujours associée à celle des espaces interdigitaux et des plantes. Aux doigts, les agents responsables de parasitisme des ongles sont plus variés mais *T. rubrum* reste prédominant.
- L'envahissement par le dermatophyte débute presque toujours dans la zone jonctionnelle entre la kératine pulpaire et le lit unguéal (atteinte latérodistale). Il en résulte une hyperkératose sous-unguéale, puis une onycholyse par détachement de la tablette de son lit, la tablette est ensuite progressivement envahie.
- Le principal diagnostic différentiel est l'orychopathie post-traumatique.
- Les propositions thérapeutiques restent très discutées. Le traitement doit être très prolongé, la guérison ne s'observant qu'après repousse de l'ongle (4 à 6 mois pour la main, 9 à 12 mois pour le gros orteil).
- Les antifongiques locaux (solution « filmogène » ou crème sous occlusion) ne suffiront qu'en cas d'atteinte modérée (notamment absence d'hyperkératose sous-unguéale), non matricielle et d'un petit nombre d'ongles (1 à 3 au maximum).

- Dans les autres cas, un traitement oral prolongé est nécessaire (3 à 6 mois pour la terbinafine). Les indications devront être soigneusement pesées en fonction de la gêne causée, des risques et des coûts des traitements et après avoir confirmé le diagnostic par un prélèvement mycologique. Des traitements discontinus (quelques jours chaque mois) sont en cours d'évaluation.

CHAPITRE 11[1] ➤ MALADIES SEXUELLEMENT TRANSMISSIBLES : GONOCOCCIE, CHLAMYDIOSE, SYPHILIS

Module 7 : Santé et Environnement – Maladies transmissibles

I. INFECTIONS UROGÉNITALES À GONOCOQUE ET *CHLAMYDIA TRACHOMATIS* (EN DEHORS DE LA MALADIE DE NICOLAS FAVRE)

Neisseria gonorrhoeae et *Chlamydia trachomatis*, isolément ou en association, sont responsables de la majorité des infections uro-génitales sexuellement transmises chez l'homme, et d'une bonne part des cervicovaginites de la femme.

A. Épidémiologie

1. GONOCOCCIE

- Le gonocoque, *Neisseria gonorrhoeae*, est un diplocoque encapsulé, **Gram négatif, intra ou extra cellulaire** dont la transmission est presque toujours sexuelle.
- Après un pic dans les années 70, l'incidence de la gonococcie a considérablement chuté dans les pays de l'Europe de l'Ouest, particulièrement chez les hommes, avec une réduction parallèle du différentiel hommes/femmes, mais depuis 2000, on assiste à une augmentation des cas.

2. *CHLAMYDIA TRACHOMATIS*

- *Chlamydia trachomatis* est une bactérie **intracellulaire obligatoire** dont les sérotypes D à K sont responsables d'infections urogénitales sexuellement transmises.
- L'infection à *Chlamydia trachomatis* est devenue 50 à 80 fois plus fréquente que la gonococcie et représente la première maladie bactérienne sexuellement transmissible dans les pays industrialisés.

1. Question n° 95 du programme officiel. (Hervé MAILLARD)

B. Diagnostic clinique

1. MANIFESTATION UROGÉNITALES BASSES CHEZ L'HOMME

- Après une incubation courte de 2 à 5 jours l'urétrite aiguë (généralement gonococcique) se manifeste par des brûlures mictionnelles intenses, une dysurie et un écoulement purulent jaune verdâtre, souvent abondant en dehors des mictions.
- Après une incubation plus longue de 7 à 10 jours, l'urétrite subaiguë (chlamydienne) associe un écoulement souvent clair et visqueux ou trouble plus que purulent (goutte matinale) à quelques brûlures mictionnelles ou urétrales.
- Les formes pauci ou totalement asymptomatiques, découvertes d'examen systématique à l'occasion d'une infection du partenaire, représentent 10 à 20 % des infections à gonocoque et 50 à 90 % des infections à *Chlamydia trachomatis.*

2. MANIFESTATIONS UROGÉNITALES BASSES CHEZ LA FEMME

- La cervicite est la manifestation la plus fréquente et se traduit par des leucorrhées verdâtres, jaunes ou blanches, parfois peu différentes en aspect et quantité des pertes physiologiques, remplacées par des cystalgies, un syndrome urétral, une dyspareunie, un spotting ; elle est dans 50 à 90 % des cas totalement asymptomatique.
- L'examen au spéculum montre une fragilité du col de l'utérus, des sécrétions mucopurulentes, parfois un ectropion friable et hémorragique, en cas d'infection à *Chlamydia trachomatis.* C'est le plus souvent une découverte d'examen gynécologique systématique ou motivé par l'urétrite du partenaire ou un comportement sexuel à risque.

3. ANORECTITE

- Anorectite purulente.

4. PHARYNGITE

- Pharyngite, asymptomatique, le plus souvent.

C. Diagnostic biologique

1. L'EXAMEN EXTEMPORANÉ DES SÉCRÉTIONS GÉNITALES

- Devrait être pratiqué aussi souvent que possible au cabinet du médecin.
- Deux lames sont examinées, l'une avec du sérum physiologique, l'autre avec de la potasse à 5 ou 10 %. Chez l'homme on peut ajouter une lame colorée par le bleu de méthylène, le Gram, ou le May-Grumwald-Giemsa.

2. L'EXAMEN CYTOBACTÉRIOLOGIQUE DES SÉCRÉTIONS GÉNITALES AU LABORATOIRE

■ Indications

- Il sera pratiqué si le frottis extemporané est en faveur d'une infection amicrobienne, en cas d'échec d'un traitement probabiliste antérieur, s'il y a suspicion d'une infection haute ou si la compliance au traitement paraît peu probable et en situation d'expertise clinique, thérapeutique ou épidémiologique.

■ Techniques de prélèvement

- Le prélèvement est fait le matin avant toute miction chez l'homme, avant toute toilette gynécologique chez la femme.
- On prélève au niveau de l'urètre chez l'homme, du col utérin (après un mouchage soigneux à la compresse) et de l'urètre chez la femme, d'abord pour la recherche du gonocoque à l'aide d'un écouvillon fin, puis pour la recherche de *Chlamydia trachomatis* à l'aide d'un écouvillon en dacron ou d'une curette ophtalmologique.
- Selon le contexte, on fera des prélèvements complémentaires de l'anus, de la muqueuse rectale et du pharynx.

■ Techniques d'identification des germes

Infection à gonocoque

- Chez l'homme, le frottis est un examen simple, sensible (85 %) et spécifique, il n'en est pas de même chez la femme.
- La certitude absolue est apportée par la culture. Elle est réalisée sur milieux spécifiques (gélose chocolat ou de Thayer-Martin au sang cuit) dont les résultats sont obtenus en 24 à 48 heures.
- La culture permet également de faire un antibiogramme et de rechercher la production de β-**lactamase**.
- Il n'existe pas de sérologie fiable des infections gonococciques.

Infection à Chlamydia trachomatis

- Le diagnostic biologique d'infection à *Chlamydia trachomatis* est délicat, surtout chez la femme :
  - l'examen direct du frottis après coloration n'a pas de valeur ;
  - les examens directs rapides (immunofluorescence sur lame ou techniques immunoenzymatiques) ont une bonne spécificité mais manquent gravement de sensibilité, ils sont disponibles en routine dans tous les laboratoires ;
  - l'examen de référence est la culture sur milieux cellulaires (cellules HeLa 229 ou Mc Coy) dont la spécificité est de 100 % mais dont la sensibilité n'est pas parfaite (80-90 %), coûteux et réservé à des laboratoires spécialisés ;

- **les techniques d'amplification génique de type *Polymerase Chain Reaction* (PCR) ou *Ligase Chain Reaction* (LCR) ont une excellente sensibilité et sont réalisables sur un premier jet d'urine. Elles ne sont pas disponibles partout en routine, mais prennent le pas sur la culture ;**
- les sérologies de *Chlamydia trachomatis*, bien que largement prescrites, n'ont aucun intérêt dans la prise en charge des infections urogénitales basses chez l'homme ou non compliquées chez la femme (mauvaise sensibilité, mauvaise spécificité et réactions croisées avec *Chlamydia pneumoniae*).

D. Évolution

1. COMPLICATIONS LOCO-RÉGIONALES CHEZ L'HOMME

- Prostatite ou rétrécissement urétraux sont devenus exceptionnels. On se contentera de la palpation du contenu des bourses pour dépister une éventuelle orchiépididymite, le toucher rectal est justifié en cas de douleurs pelviennes ou de fièvre.

2. COMPLICATIONS LOCO-RÉGIONALES CHEZ LA FEMME

- Elles sont beaucoup plus fréquentes. La complication majeure est la **salpingite**.
- Beaucoup plus souvent subaiguë ou chronique, qu'aiguë, de diagnostic tardif et difficile sur de vagues douleurs abdominales, en particulier au moment des règles, avec à terme un risque de stérilité tubaire et de grossesse extra-utérine. À l'examen il existe une douleur au toucher vaginal et un empâtement d'un cul-de-sac vaginal. *Chlamydia trachomatis* est responsable de 50 % des salpingites chez les femmes jeunes et de 70 % des stérilités tubaires, les salpingites gonococciques sont rares actuellement. Leur diagnostic et leur prise en charge relèvent d'une approche multidisciplinaire où la place et la date de la cœlioscopie ne sont pas consensuelles.

3. RISQUE DE TRANSMISSION AU NOUVEAU-NÉ

■ Conjonctivites néonatales

- Conjonctivites néonatales purulentes pouvant en cas de gonococcie conduire à la cécité. Leur prévention est l'instillation conjonctivale de nitrate d'argent ou d'antibiotique lors de tout accouchement.

■ Pneumopathie néonatale

- *Chlamydia trachomatis* est l'étiologie principale des pneumopathies néonatales. Il s'agit de « pneumopathies atypiques » bilatérales dont le diagnostic repose sur la mise en évidence de *Chlamydia trachomatis* en culture et sur les sérologies.

■ Septicémie subaiguë à gonocoque

- Caractérisée par une poly ou une oligoarthrite asymétrique, dans un contexte subfébrile, associée à des signes cutanés (pustules lenticulaires entourées d'un halo érythémateux siégeant aux extrémités, dans les régions para-articulaires, en petit nombre, fugaces).

■ Syndrome de Fiessinger-Leroy-Reiter

- Il s'agit d'arthrites réactionnelles, survenant après une urétrite le plus souvent chez un homme (sex-ratio 50/1) jeune et associant : une conjonctivite bilatérale, des signes articulaires (polyarthrite asymétrique aiguë ou subaiguë touchant surtout les grosses articulations des membres inférieurs volontiers associée à une atteinte axiale, des talalgies et des tendinites) et des signes cutanéo-muqueux (balanite circinée, lésions psoriasiformes).

E. Traitement

1. STRATÉGIE THÉRAPEUTIQUE

- Identifier la/le/les partenaires contaminés ou contaminateurs, leur proposer un dépistage, un diagnostic ou un traitement probabiliste.
- Proposer en urgence un traitement probabiliste sur les données de l'interrogatoire de la clinique, sans demander ou sans attendre les résultats d'examens biologiques devant :
  - tout patient occasionnel, qui risque de ne pas être revu ;
  - toute urétrite masculine ;
  - toute cervicite purulente ou mucopurulente non compliquée ;
  - tout partenaire d'un sujet ayant une urétrite ou une cervico-vaginite.
- Réserver les examens biologiques aux situations particulières :
  - suspicion d'une infection haute ;
  - rechute clinique non expliquée par une recontamination ou une mauvaise observance d'un traitement probabiliste adéquat ;
  - études cliniques, épidémiologiques ou thérapeutiques.
- Proposer une sérologie VIH et une sérologie des tréponématoses.

2. MOYENS

■ Gonococcie

- Ciprofloxacine (CIFLOX®) une prise orale unique de 500 mg.
- Ceftriaxone (ROCÉPHINE®) 250 mg une injection unique intramusculaire.
- Cefixime (OROKEN®) une prise orale unique de 400 mg.

- Spectinomycine, une injection IM de 2 g de TROBICINE®. L'efficacité de ce traitement est un peu moindre que les précédents, en particulier dans les localisations pharyngées ou anorectales, mais son coût est très peu élevé.

  Associer systématiquement un traitement anti-*Chlamydia* (cf. ci-dessous).

■ Infections génitales à *Chlamydia trachomatis*

- Tétracyclines 500 mg x 4 ou 100 mg x 2 de Doxycycline (qui peut entraîner une photosensibilisation) ou 100 mg/jour de Minocycline (qui peut être responsable de vertiges) pour une durée de 7 jours dans les formes non compliquées, de 15 jours pour les formes compliquées.
- Azithromycine : une prise orale unique d'un gramme de ZITHROMAX® est aussi efficace que 7 jours de tétracyclines, la tolérance est excellente mais le coût est élevé.

3. SUIVI CLINIQUE

- Revoir le patient au bout de 7 jours, vérifier la disparition des symptômes et communiquer éventuellement les résultats des examens biologiques.
- En cas de guérison clinique, une confirmation biologique est inutile.
- En cas d'échec clinique :
  - recherche r une mauvaise compliance au traitement ;
  - évoquer une recontamination ;
  - en leur absence recourir aux examens biologiques et adapter le traitement aux résultats.
- Si sérologie VIH est négative, la renouveler deux à trois mois après l'actuelle consultation.

- Les urétrites infectieuses sexuellement transmises sont dues dans 80 % des cas à *Chlamydia trachomatis* ou au gonocoque ou à l'association de ces deux germes. Leurs équivalents féminins, cervicites et cervico-vaginites partagent la même épidémiologie et la même prise en charge diagnostique et thérapeutique.
- Elles peuvent être graves chez les femmes et chez les nouveaux nés, chez qui la maladie est souvent asymptomatique, de diagnostic difficile, les complications plus fréquentes et plus sévères. Parfois mortelles par le biais des grossesses extra-utérines et de la pénétration facilitée du virus VIH, elles entraînent des troubles de la fertilité.
- Après un déclin important une recrudescence de ces infections à partir de cas importés de l'Europe de l'Est n'est pas exclue et justifie le maintien d'un réseau national de surveillance épidémiologique.
- Les progrès dans le diagnostic biologique avec les techniques d'amplification génique permettent des diagnostics plus rapides.
- L'émergence de souches résistantes aux antibiotiques impose de réactualiser en régulièrement les schémas thérapeutiques.
- Intérêt épidémiologique et économique d'un traitement probabiliste immédiat en prise unique (traitement minute) sans examen microbiologique, des patients ayant une urétrite et de leurs contacts sexuels.

II. LA SYPHILIS

- Maladie infectieuse due au tréponème pâle (*Treponema pallidum*).
- Malgré l'efficacité constante de la Pénicilline, cette affection persiste à l'état endémique dans le monde.
- **Le tréponème pâle** (TP) est un spirochète en tire-bouchon de 6 à 12 microns de long, non cultivable, facilement détruit par la chaleur, les antiseptiques, de nombreux antibiotiques.
- Transmission presque toujours directe et vénérienne. Le fœtus peut être contaminé au cours de la grossesse quand la mère est atteinte.
- Autres modes de contamination : inoculation professionnelle.
- Incubation (délai entre l'inoculation et l'apparition du chancre) : 3 semaines en moyenne, parfois plus courte, mais souvent plus longue. Elle correspond à une phase septicémique de l'affection. En pratique, la surveillance clinique et sérologique d'un sujet suspect de contamination doit s'exercer au minimum trois mois.
- En l'absence de traitement, l'affection passe par plusieurs stades successifs, non obligatoires : syphilis primaire, puis secondaire, phase de latence de plusieurs années, enfin syphilis tertiaire.

- **Maladie contagieuse surtout dans les deux premières années de son évolution. Déclaration (n° 33) et traitement obligatoire à la phase de contagiosité.**

A. La syphilis primaire

1. LE CHANCRE (figure 17, cahier couleur)

- Apparaît au point d'inoculation.
- Érosion indolore très superficielle, unique, arrondie ou ovalaire, de 0,5 à 2 cm de diamètre, à surface lisse, de couleur chair musculaire, sécrétant une sérosité claire dans laquelle on retrouve le tréponème, et de consistance cartonnée.

2. L'ADÉNOPATHIE

- Survient 4 à 5 jours après l'apparition du chancre.
- Elle est unilatérale et homolatérale.
- Son siège, fonction de la localisation du chancre, est le plus souvent inguinal.
- Il s'agit de ganglions multiples de grosseur inégale, centrés par un ganglion plus volumineux (« préfet de l'aine entouré de ses conseillers »). Ces ganglions sont indolores, fermes, mobiles, sans péri adénite.

3. ÉVOLUTION

- En l'absence de traitement le chancre cicatrise spontanément en 4 à 8 semaines sans laisser de traces mais il peut laisser une cicatrice.
- L'adénopathie est plus longue à disparaître que le chancre.

4. FORMES CLINIQUES DU CHANCRE

Les aspects atypiques sont fréquents

■ Selon le siège

Les chancres génitaux sont la majorité, mais toutes autres localisations sont possibles.

- **Chancres génitaux de l'homme :**
  - le chancre du sillon balano-préputial est le plus fréquent siégeant sur un ou deux versants du sillon, réalisant dans ce dernier cas un aspect en feuillet de livre ;
  - le chancre sous préputial provoque volontiers un phimosis acquis, inflammatoire, avec écoulement séro-purulent. Le chancre doit être recherché par la palpation ;
  - le chancre du frein est souvent nain, celui de la base du frein a un aspect en raquette.

- **Chancres génitaux de la femme**. L'accident primaire passe plus souvent inaperçu chez la femme que chez l'homme :
  - au niveau des grandes lèvres, le chancre est souvent masqué par un œdème ;
  - sur les petites lèvres, il est souvent nain, parfois multiple ;
  - le chancre du vagin est rare ;
  - celui du col utérin n'est pas rare mais il ne peut être vu qu'au spéculum ; l'adénopathie est pelvienne, perçue au toucher vaginal au fond du cul de sac latéral.
- **Chancres extra-génitaux :**
  - le chancre anal simule une fissure mais l'induration, l'indolence, le siège latéral l'adénopathie inguinale doivent faire évoquer le diagnostic ;
  - le chancre rectal est visible uniquement à la rectoscopie ;
  - chancre pubien fréquent chez les Nord-Africains (rôle probable du rasage des poils pubiens) ;
  - chancres buccaux ou des lèvres, pour lesquels l'existence d'une adénopathie satellite aphegmasique est un signe d'orientation ;
  - exceptionnels chancres du doigt, volontiers professionnels (médecin – sage-femme) et du mamelon autrefois observé chez les nourrices d'enfants syphilitiques.

■ Selon la taille

- **Chancre nain** : punctiforme, herpétiforme, fugace.
- **Chancre géant** : de plusieurs centimètres de diamètre.

■ Selon la profondeur

- Le **chancre ulcéreux** se voit surtout chez les sujets originaires d'Afrique du Nord ou d'Afrique noire.
- Le **chancre papulo-érosif** siège surtout sur les demi-muqueuses.
- Le **chancre hypertrophique**, pseudo-tumoral, est surtout rencontré au niveau des lèvres, du menton et en n'importe quel point du tégument chez la femme enceinte.

■ Selon la surface

- Le chancre peut être diphtéroïde recouvert de fausses membranes, croûteux ou l'ablation de la croûte retrouve l'érosion rouge vif.

■ Selon le nombre

- Chancres multiples survenant simultanément par inoculations multiples lors du contage, ou successivement, par auto-inoculation ou contages multiples et alors d'âges différents.

Selon les complications

- Surinfection avec adénopathies inflammatoires, aspect gangreneux et même phagédénisme sont possibles.

5. DIAGNOSTIC POSITIF DE LA SYPHILIS PRIMAIRE

> Seuls les examens complémentaires peuvent affirmer le diagnostic (+++).

- **La mise en évidence du tréponème par examen direct**, au microscope à fond noir, de la sérosité recueillie par grattage du chancre au vaccinostyle affirme le diagnostic en quelques minutes en montrant des tréponèmes pâles identifiés par leur morphologie et leur mobilité caractéristiques.

  La recherche du TP dans le suc de ponction ganglionnaire est utile quand les prélèvements sont négatifs au niveau du chancre ou bien quand celui-ci est masqué par un phimosis.
- **Les réactions sérologiques** :
  - l'IFA et le TPHA se positivent très précocement respectivement au 5e et au 10e jour du chancre ;
  - si le tréponème n'a pas été retrouvé et si ces réactions sont négatives, elles seront contrôlées tous les 8 jours, leur positivité permettant le diagnostic.

6. DIAGNOSTIC DIFFÉRENTIEL

- **L'herpès génital** est fréquent. Dans sa forme récurrente il est précédé en général de signes fonctionnels à type de brûlure, de prurit, de picotements. Les lésions sont vésiculeuses, groupées en bouquet, souples à la palpation.
- **Le chancre mou** survient quelques jours après le contact infectant et réalise une ulcération douloureuse, à bords décollés, à fond irrégulier, à base non indurée ; il est souvent associé à une adénopathie inflammatoire.
- **Le chancre mixte** correspond à l'inoculation de bacilles de Ducrey et de tréponèmes. Il réalise d'abord un tableau clinique de chancre mou, apparaissant 2 à 3 jours après le contage vénérien, puis se modifie au 20e jour, avec apparition de l'induration et de l'adénopathie syphilitique typique.
- **Le chancre scabieux** est prurigineux, souvent multiple et doit faire rechercher les autres signes de gale.
- **Les aphtes** réalisant des ulcérations douloureuses à fond beurre frais, bordé d'un liseré rouge.
- **Balanites érosives, toxidermies** (tétracyclines, pyrazolés, sulfamides), érosions traumatiques.

B. La syphilis secondaire

- Débute 45 jours après le début d'un chancre non traité, soit environ deux mois après le contage et peut durer deux à trois ans.
- Manifestations cutanées et muqueuses, polymorphes, sans topographie génitale élective, entraînant de nombreuses erreurs de diagnostic.
- La contagiosité à cette période est importante.
- Les réactions sérologiques sont toujours positives à taux élevé.

1. LA ROSÉOLE (figure 18, cahier couleur)

- Éruption du tronc, discrète, faite de macules ovalaires, rose pâle, à la limite de la visibilité, sans prurit, ni desquamation qui persiste un ou deux mois et disparaît sans séquelle.
- Elle régresse rapidement sous traitement.
- Formes cliniques : roséoles à petites plaques, à larges plaques, nigricantes, ortiées « remontées » siégeant à la face et au cou. L'association d'une roséole et d'un syndrome général intense réalise l'exceptionnelle typhose syphilitique.

2. LES MANIFESTATIONS MUQUEUSES

- Souvent ignorées du patient, elles sont hautement contagieuses.
- Appelées plaques muqueuses elles consistent en érosions rondes ou ovalaires bien limitées, souples, rouges ou recouvertes d'un enduit opalin, indolore, très riches en tréponème.
- Réalisent sur la langue l'aspect classique des plaques fauchées :
  - aux commissures labiales elles simulent une perlèche ;
  - au niveau du larynx, elles constituent l'angine rouge secondaire ;
  - la localisation laryngée détermine une raucité de la voie ;
  - au niveau ano-génital, elles atteignent surtout la vulve et le gland ; elles peuvent être fissuraires et parfois hypertrophiques (influence de la grossesse).

3. LES SYPHILIDES PAPULEUSES (figure 19, cahier couleur)

- Apparaissent entre le 4e et le 12e mois de la maladie.
- Habituellement séparées de la roséole par une période de latence de quelques mois mais peuvent lui être associées.
- Papules lenticulaires, saillantes, de 3 à 10 mm de diamètre, de couleur rouge sombre, cuivrée ; elles sont souvent recouvertes de fines squames sèches et/ou entourées d'un liseré squameux (collerette de Biett), indurées.
- Absence de prurit.

- Les lésions peuvent être disséminées ou localisées, avec toujours une prédilection pour les paumes, les plantes, les régions péri-orificielles.

4. AUTRES MANIFESTATIONS DE LA SYPHILIS SECONDAIRE

■ Atteinte des phanères

Alopécie syphilitique « en clairière », ou diffuse, atteinte en « coup de ciseau maladroit » des sourcils, de la barbe.

■ Manifestations générales et viscérales

- Fièvre, asthénie.
- Céphalées plus ou moins intenses, dues à une périostite ou une méningite le plus souvent latente.
- Névralgies du trijumeau ou du nerf d'Arnold.
- Polyadénopathies : touchant électivement les régions cervicales postérieures et sous-occipitales ainsi que les ganglions épithrochléens, cette polyadénopathie est faite de petits ganglions fermes, indolores et mobiles.
- Splénomégalie.
- Hépatite.
- Protéinurie, voire syndrome néphrotique.
- Douleurs osseuses, surtout tibiales (périostites ou ostéites).
- Myalgies, des arthralgies.

C. Syphilis tertiaire

Apparaît 3 à 20 ans après le chancre.

1. MANIFESTATIONS CUTANÉO-MUQUEUSES

- **Tubercules syphilitiques** : nodules rouge sombre, se groupant en figures annulaires, histologiquement tuberculoïdes.
- **Gommes syphilitiques**, siégeant électivement aux jambes, à la région temporo-frontale, à la verge, à la langue. Elles peuvent être responsables de perforations du septum nasal et du palais.
- Ces lésions cutanées peuvent être isolées ou associées à des lésions osseuses réalisant la syphilis dite bénigne tardive. Elles sont sensibles à la pénicilline.

2. NEUROSYPHILIS

Diagnostic de la neurosyphilis

– analyse du LCR : 5 à 10 éléments/mm^3, hyperprotéinorachie (méningite) ;

– sérologie du LCR : VDRL, spécifique quand positif mais peu sensible ; IFA (+), sensible peu spécifique, une IFA (–) exclut une neurosyphilis.

- La paralysie générale est due à une méningo-encéphalite diffuse.
- Ses manifestations initiales peuvent être des troubles du caractère, des crises comitiales, un ictus hémiplégique.
- Le **signe d'Argyll-Robertson** : abolition du réflexe photomoteur avec conservation du réflexe pupillaire à l'accommodation convergence est fréquent.
- Le **tabès** : dû à une atteinte médullaire se manifeste par une aréflexie ostéotendineuse, une ataxie, des douleurs fulgurantes, des troubles de la sensibilité profonde, des troubles trophiques et le signe d'Argyll-Robertson.

3. LA SYPHILIS CARDIO-AORTIQUE

- Insuffisance aortique, coronarite ostiale, anévrisme, calcifications aortiques.

D. La syphilis congénitale

- La syphilis peut être transmise au fœtus par sa mère, pendant la grossesse. Les tréponèmes passent la barrière placentaire à partir du 4e mois de grossesse. La syphilis congénitale est devenue exceptionnelle en France. L'infection du fœtus peut provoquer la mort *in utero* ou des manifestations précoces ou tardives.
- **La syphilis congénitale précoce** frappe tout l'organisme mais est surtout cutanéo-muqueuse, osseuse et hépatique. Le tableau associe, de façon variable, chez un nourrisson souvent hypotonique, un coryza bilatéral, séro-hémorragique, contagieux, des lésions cutanées, des ostéo-chrondrites, périostites, ostéomyélites, une hépatite, un syndrome néphrotique. Le pronostic est sévère mais il existe des formes mineures, dépistées par examen systématique.
- **La syphilis congénitale tardive** est moins rare. Elle se manifeste surtout dans la deuxième enfance et l'adolescence. Les lésions ont les caractères du tertiarisme : atteint d'un seul ou d'un petit nombre d'organes. Il s'agit surtout d'atteintes oculaires (kératite interstitielle, iridocyclite), ORL (surdité), d'hydarthroses récidivantes des genoux.

- **Les « stigmates »** sont des cicatrices fixées de syphilis congénitales : bosses frontales, nez en selle, anomalies dentaires.

E. Syphilis et infection par le VIH

- L'association syphilis et infection à VIH est fréquente. La découverte de l'une doit faire rechercher l'autre.
- L'infection à VIH ne modifie pas, en règle, la syphilis. Néanmoins on peut observer des neurosyphilis précoces. Une ponction lombaire doit être faite au moindre signe neurologique (systématiquement pour certains). À noter chez des VIH (+) quelques cas de syphilis secondaire avec réactions sérologiques syphilitiques faussement négatives, des VDRL faussement positifs.

F. Sérodiagnostic de la syphilis

1. RÉACTIONS SÉROLOGIQUES

■ Les réactions cardiolipidiques

- Utilisent un antigène non tréponémique standardisé, le cardiolipide, commun aux tréponèmes et à de nombreux tissus végétaux ou animaux, qui détecte des anticorps agglutinants, appelés réagines.
- On utilise actuellement des réactions de micro-agglutination sur lame : Kline ou VDRL. La notation est qualitative : +++ ou ++ signifiant réaction positive + ou ± signifiant réaction douteuse – réaction négative et aussi quantitative par dilution progressive du sérum.
- Il s'agit de réactions peu coûteuses, standardisées mais elles manquent de spécificité (possibilité de fausse réaction positive).

■ Les tests tréponémiques

- Le **TPHA** (*treponema pallidum hemagglutination assay*) utilise l'agglutination, en présence du sérum à étudier, d'hématies animales sur lesquelles sont fixés des tréponèmes de souche Nichols. Cette réaction, peu onéreuse, facile à réaliser peut être quantitative. Sa spécificité est supérieure aux réactions cardiolipidiques mais inférieure à celle de l'IFA. Sa positivité persiste de façon indéfinie ; il n'a donc pas d'intérêt dans la surveillance.
- **Test d'immunofluorescence** absorbée (**IFA** ou **FTA abs**) : immunofluorescence indirecte qui est une réaction quantitative très spécifique, de bonne sensibilité.
- **Le test de Nelson** de réalisation difficile et de positivation tardive n'a plus d'intérêt en pratique médicale courante.

> Le sérodiagnostic de la syphilis doit légalement associer toujours au moins deux réactions : réaction cardiolipidique et TPHA ou IFA, qualitatifs pour le dépistage, quantitatifs pour le diagnostic et la surveillance du traitement.

2. ÉVOLUTION DE LA SÉROLOGIE

- L'IFA se positive entre le 5e et le 10e jour du chancre, le TPHA vers le 10e jour, les réactions classiques vers le 15e jour.
- Les tests sont positifs à des taux élevés au cours de la syphilis secondaire.
- Dans la syphilis tardive, les réactions cardiolipidiques voient leurs taux progressivement diminuer puis souvent disparaître. L'IFA et le TPHA restent en revanche positifs.
- Après traitement la surveillance de la sérologie doit se faire par les réactions cardiolipidiques quantitatives tous les 3 à 6 mois. Elles permettent de suivre la décroissance des taux. Une ré-ascension franche témoigne d'une réinfection et doit être traitée.
- Chez le nouveau-né, la positivité de la sérologie n'est pas synonyme d'infection. Il peut s'agir d'anticorps transmis passivement par sa mère qui présente une syphilis latente. Ces anticorps disparaissent en six mois environ. La présence chez l'enfant d'anticorps de spécificité IgM (test FTA-IgM), anticorps ne franchissant pas la barrière placentaire, traduit en revanche une syphilis évolutive.

3. SYPHILIS LATENTE – FAUSSES RÉACTIONS

- La découverte d'un sérodiagnostic isolément positif est fréquente. Elle peut être le fait d'un examen systématique (don du sang, hospitalisation, patient atteint d'une autre MST, enquête épidémiologique) ou d'une sérologie légalement obligatoire (examen prénuptial, grossesse).
- Il peut s'agir d'une fausse réaction sérologique survenant chez un sujet non infecté par le tréponème. Dans ce cas les tests cardiolipidiques (VDRL et Kline) sont positifs alors que les tests tréponémiques, en particulier l'IFA, sont et restent négatifs.
- Il peut s'agir de réactions transitoires ; au cours de la grossesse après les vaccinations, des maladies virales ou bactériennes aiguës.
- Les fausses réactions permanentes s'observent au cours des collagénoses en particulier du lupus érythémateux aigu disséminé dont il peut s'agir d'un mode de révélation, des dysglobulinémies, des cirrhoses, des maladies infectieuses chroniques. Les formes idiopathies ne sont pas exceptionnelles chez le sujet âgé.
- La positivité vérifiée, des sérologies tréponémiques doit conduire à préciser les antécédents, les éventuels résultats sérologiques anté-

rieurs, à rechercher des manifestations actuelles ou anciennes de la maladie. Une ponction lombaire sera systématique en cas de manifestations neurologiques.

- Au terme de cette enquête, plusieurs éventualités peuvent se présenter :
  - sérologie résiduelle d'un sujet traité antérieurement («cicatrice sérologique ») ;
  - syphilis congénitale passée inaperçue ;
  - syphilis tertiaire ;
  - tréponématose endémique non vénérienne (syphilis endémique ou Béjel, Pian, Caraté) qui touche les populations de certaines régions surtout africaines. Aucun test sérologique ne permet de faire la différence entre ces tréponématoses et une syphilis. Aussi le traitement doit être celui d'une syphilis sérologique ;
  - mais le plus souvent, il s'agit d'une syphilis latente asymptomatique (syphilis sérologique) dont on tentera de préciser l'ancienneté en se fondant sur les données anamnestiques et sérologiques, mais il est bien souvent impossible de le faire.

G. Traitement

1. SYPHILIS PRIMO-SECONDAIRE ET SYPHILIS LATENTE RÉCENTE < 1 AN

- EXTENCILLINE® (benzathine – pénicilline), 2,4 millions d'unités, intramusculaire :
  - une injection ;
  - 2 injections à 7 jours d'intervalle pour certains.

2. SYPHILIS LATENTE TARDIVE > 1 AN

- EXTENCILLINE®, 2,4 MU, IM :
  - 3 injections à 7 jours d'intervalle.

3. PATIENTS ALLERGIQUES À LA PÉNICILLINE

- Chlorhydrate de tétracycline 2 g/jour, en 4 fois, ou Doxycycline (VIBRAMYCINE®) 200 mg/j (1 matin et soir) :
  - 15 jours pour syphilis primo-secondaire ;
  - 1 mois pour syphilis latente.
- Contre-indication : femme enceinte-enfant.
- Ne donne pas la même sécurité que la pénicilline.

4. RÉACTION D'HERXHEIMER

- Survenue dans les heures qui suivent le traitement d'une fièvre avec frissons et exacerbation des lésions. Fréquente et bénigne (spontanément résolutive en quelques heures) au cours de la syphilis primo-secondaire, elle a été accusée d'accidents parfois gravissimes au cours de la syphilis tertiaire.

- Chez la femme enceinte pendant les derniers mois de la grossesse elle peut provoquer un travail prématuré ou une détresse fœtale. Une corticothérapie générale 1/2 mg/kg/j les trois premiers jours de traitement est conseillée chez la femme enceinte pour espérer éviter cette réaction.

5. FEMME ENCEINTE

- Le traitement ne diffère pas. En cas d'allergie à la pénicilline, on fera une désensibilisation puis un traitement par pénicilline.
- L'érythromycine n'offre pas de garantie suffisante. Si c'était la seule possibilité, le nourrisson serait systématiquement traité.

6. SUJETS CONTACTS

- Sujets ayant eu des rapports avec une personne atteinte. Ils doivent être recherchés et après examens clinique et sérologique, traités par une injection de 2,4 millions d'EXTENCILLINE® (l'attitude classique consistait à surveiller cliniquement et sérologiquement pendant au moins 3 mois et ne traiter qu'en cas de syphilis certaine, mais elle comporte le risque d'échappement à une telle surveillance).

7. SYPHILIS CONGÉNITALE

- Péni G 100 000 UI/kg/jour, IV, 10 à 14 jours.

8. NEUROSYPHILIS

- Péni G, 12 à 24 millions/jour, IV, en perfusion continue 10 à 14 jours.

9. SYPHILIS ET VIH

- Les schémas sont identiques. La possibilité d'une évolution accélérée vers une neuro-syphilis plaide pour un suivi étroit ou pour un traitement renforcé des syphilis primaires et secondaires par EXTENCILLINE® 2,4 M, IM, 3 injections à 7 jours d'intervalle, ou encore pour une PL systématique.
- En cas de neuro-syphilis, traitement classique par Péni G 20 M/jour, IV, 14 jours.

10. AUTRES FORMES

- Même traitement que la syphilis latente.

11. SUIVI SÉROLOGIQUE

- Après traitement on doit constater une franche diminution du VDRL (4 dilutions) au 6e mois pour une syphilis primaire et secondaire.
- Chez le sujet VIH (+) si ce n'est pas le cas, faire PL et traiter comme une neurosyphilis.

CHAPITRE 12[1] ➤ PRURIT

Troisième partie : Orientation diagnostique

Le prurit est une sensation particulière qui provoque le besoin de se gratter.

- **L'interrogatoire** précise :
  - la topographie : prurit localisé ou généralisé ;
  - la durée d'évolution ;
  - les circonstances déclenchantes éventuelles ;
  - le caractère permanent ou non en sachant que la recrudescence nocturne est fréquemment retrouvée quelle que soit la cause ;
  - l'intensité : caractère insomniant, retentissement sur le travail, le psychisme.
- **L'examen cutanéo-muqueux** recherche :
  - une dermatose ;
  - les lésions dues au grattage, à différencier d'une dermatose prurigineuse :
    - **excoriations**, stries linéaires,
    - **lichénification** : épaississement de la peau dû à un grattage répété et intense : plaques papuleuses avec exagération des plis formant un quadrillage. La lichénification peut être secondaire à une dermatose prurigineuse (ex. : dermatite atopique) ou primitive : névrodermite dont les sièges préférentiels sont la nuque, les régions ano-génitales, les membres inférieurs,
    - **usures des ongles** : ongles polis, lisses, à surface brillante, témoignant de la chronicité du prurit,
    - **surinfection** : folliculites, impétigo,
    - **eczématisation** à la suite d'applications de topiques locaux.
- **Un examen clinique complet** est indispensable et doit être **répété**.

I. PRURIT DIFFUS (PRURIT GÉNÉRALISÉ)

- Généralisé ou touchant simultanément plusieurs territoires.
- Rechercher une dermatose qui l'explique alors.
- En l'absence de dermatose, il faut rechercher une affection générale, avant de s'orienter vers un prurit psychogène ou idiopathique.

1. Question n° 329 du programme officiel. (Hervé MAILLARD)

A. Prurit des dermatoses

- Diverses dermatoses peuvent être prurigineuses : urticaire, eczémas, gale, pemphigoïde bulleuse qui peut être précédée par un prurit isolé, mycosis fongoïde, toxidermies.
- Le **lichen plan** est une affection cutanéo-muqueuse prurigineuse, d'étiologie inconnue parfois secondaire à un stress. La lésion élémentaire est une papule violine, à surface plane, à contours polygonaux. Localisations préférentielles : face antérieure des poignets, avant-bras, membres inférieurs, lombes. Localisations muqueuses : isolées ou associées, stries blanchâtres en réseau sur la face interne et postérieure des joues. Association possible à une hépatite C.
- Le **prurigo** est un syndrome dont la lésion élémentaire est une papulovésicule parfois excoriée. Les étiologies sont multiples : dermatite atopique, réaction à des insectes, dermatite herpétiforme... Le prurigo dit strophulus de l'enfant est habituellement d'origine parasitaire externe.
- La **sécheresse cutanée**, quelle que soit l'origine, peut déterminer un prurit.

B. Prurit des affections générales

Il n'y a pas de signes cutanés en dehors parfois des lésions de grattage.

1. EXAMENS COMPLÉMENTAIRES D'ORIENTATION ÉTIOLOGIQUE

- Numération formule sanguine : recherche d'éosinophilie. Une éosinophilie élevée fait suspecter une parasitose, une maladie de Hodgkin, une pemphigoïde bulleuse. Une éosinophilie modérée est fréquemment rencontrée dans les prurits chroniques quelle que soit leur cause.
- Fer sérique.
- VS, CRP, électrophorèse des protides.
- Bilan hépatique (recherche d'une cholestase).
- Fonction rénale (recherche d'une insuffisance rénale).
- Examen parasitologique des selles.
- T4 - TSH.
- Radiographie pulmonaire.
- Glycémie.

2. CAUSES « INTERNES » DES PRURITS

■ Cholestase

- Extra ou intra-hépatique, avec ou sans ictère, quelle qu'en soit la cause (hépatite virale ou médicamenteuse, grossesse, cirrhose biliaire primitive, obstruction en particulier néoplasique des voies biliaires).

- Traitement : difficile : cholestyramine.

■ Insuffisance rénale chronique

- Le mécanisme est mal connu et le traitement difficile (cholestyramine, photothérapie : UVB ou UVA-B). L'hémodialyse peut améliorer ou aggraver le prurit.
- L'insuffisance rénale aigue ne cause pas de prurit.

■ Affections hématologiques

- Lymphomes : maladie de Hodgkin (++), LLC, Waldenström, myélome.
- Maladie de Vaquez (prurit au contact avec l'eau).
- Anémies ferriprives.
- Cancer profond : surtout tube digestif, rarement en cause.

■ Prurits de la grossesse

- Manifestations prurigineuses survenant électivement au cours de certaines grossesses (surtout 3e trimestre) et guérissant à l'accouchement :
  - prurit gravidique, par cholestase intra-hépatique : prurit généralisé « nu » sans signes cutanés spécifiques, avec augmentation des SGPT (ALAT). Traitement par QUESTRAN® ;
  - « PUPP » prurigos gravidiques et apparentés : papules érythémateuses de l'abdomen, d'étiologie inconnue. Traitement par dermocorticoïdes ;
  - pemphigoïde gestationnelle : pemphigoïde bulleuse de la grossesse.

■ Prurits médicamenteux

- Sans toxidermie (aspirine, β-lactamine, captopril etc.), rares.

■ Endocrinopathies

- Rares : hyperthyroïdie surtout, hypothyroïdie par l'intermédiaire de la sécheresse cutanée.

■ Parasitoses

- Suspectées devant une hyperéosinophilie (onchocercose surtout).

■ Prurit des séropositifs HIV

- Isolé ou accompagné d'une éruption papuleuse.

C. Prurits idiopathiques et psychogènes

1. PRURITS PSYCHOGÈNES

- Prurit psychogène isolé ou avec « excoriations névrotiques ».
- Parasitophobie : sujets convaincus que des parasites se trouvent sur leur peau et qui, souvent, apportent à la consultation des spécimens de « parasites » qui sont en fait des fragments cutanés ou autres. Elle peut parfois succéder à une cause authentique de prurit en particulier une parasitose externe, à toujours rechercher. C'est un syndrome psychiatrique grave, relevant des neuroleptiques. Le refus du psychiatre proposé par le dermatologue est fréquent.

2. PRURIT SÉNILE

- Il s'agit, chez un sujet âgé, d'un prurit généralisé, prédominant au tronc et à la racine des membres. Il n'est pas accompagné de lésions de grattage et est très rebelle au traitement.
- Sa pathogénie est mal comprise : rôles de la sécheresse cutanée, de facteurs psychologiques (isolement, ennui...). Ce diagnostic ne doit être retenu qu'après avoir éliminé les autres causes de prurit.

3. PRURIT IDIOPATHIQUE

- Il n'est pas exceptionnel. Il peut disparaître spontanément. Parfois la cause se révèlera après un certain temps d'évolution.

D. Traitement

1. LE TRAITEMENT ÉTIOLOGIQUE

Il est essentiel quand cela est possible.

2. LES TRAITEMENTS SYMPTOMATIQUES

- Suppression des facteurs externes irritants (détergent, textiles synthétiques, laine).
- Suppression des excitants : thé, café, alcool, épices.
- Couper à ras les ongles.
- Antihistaminiques généraux anti-H1 ne sont efficaces que partiellement et inconstamment.
- Lutte contre la sécheresse cutanée : savon surgras, bains, préparations graissantes.
- Lotions anti-prurigineuses : alcool salicylé, PRURICED® (calamine), SÉDAX® fluide.

II. PRURITS LOCALISÉS

A. Cuir chevelu

- Pédiculose +++.
- Eczéma atopique – psoriasis – eczématides.

B. Prurit anal

- Oxyurose.
- Hémorroïdes.
- Diabète.
- Dermatose localisée : candidose, psoriasis.

C. Prurit vulvaire

- Lichen scléro-atrophique.
- Infections vulvo-vaginales.
- Diabète.
- Idiopathique.

CHAPITRE 13[1] ➤ PSORIASIS

Module 8 : Immunopathologie – Réaction inflammatoire

I. DÉFINITION

Dermatose chronique érythémato-squameuse qui atteint 2 % de la population.

II. DIAGNOSTIC CLINIQUE

A. Forme typique : psoriasis vulgaire

1. LÉSION ÉLÉMENTAIRE

- Tache érythémato-squameuse bien limitée, arrondie, ovalaire ou polycyclique (figure 20, cahier couleur).
- La couche squameuse peu être très épaisse.
- Les lésions sont souvent multiples diffuses sur tout le corps.
- La taille est variable : de quelques mm-cm selon la forme en points, en gouttes, en plaques.

2. TOPOGRAPHIE

- Évocatrice surtout dans les zones exposées au contact :
  - coudes et bord cubital des avant-bras ;
  - genoux ;
  - région lombo-sacrée ;
  - cuir chevelu ;
  - ongles.

3. SIGNES FONCTIONNELS

- Dans les formes habituelles l'état général n'est pas altéré ; le prurit est présent en poussée dans 30-60 % des cas ; le psoriasis n'est pas contagieux.

1. Question n° 123 du programme officiel. (Corina BARA)

4. L'INTERROGATOIRE

- Il est précis et doit préciser l'ancienneté de la maladie, l'existence des facteurs aggravants ou déclenchant, la recherche des facteurs génétiques, la réponse à différentes thérapeutiques.

B. Formes cliniques

- Selon l'aspect des lésions.
- Selon la topographie.

1. PSORIASIS DU CUIR CHEVELU

- Non alopéciant, en forme des plaques de taille variable, couvertes des plaques squameuses traversées par les cheveux qui peuvent couvrir la totalité du cuir chevelu formant un « casque psoriasique ».
- L'atteinte occipitale est très fréquente.
- La lisière du cuir chevelu présente des lésions très inflammatoires réalisant une « couronne séborrhéique ».

2. PSORIASIS UNGUÉAL

- Ongle avec dépressions coupoulliformes « en dé à coudre ».
- Onycholyse avec décollement distal de la zone proximale et couleur cuivré.
- Hyperkeratose sous-ungueale, pachyonychie.

3. PSORIASIS INVERSÉ (figure 21, cahier couleur)

- Localisé dans les plis : inter fessier, axillaires, sous-mammaires, ombilical retro-auriculaire.
- Caractérisé par l'absence des squames liée à la macération.
- Diagnostic facile si d'autres lésions typiques à distance.

4. PSORIASIS PALMO-PLANTAIRE

- Keratodermie en îlots ou diffuse.

5. PSORIASIS DU GLAND

- Le psoriasis respecte les muqueuses à l'exception du gland ou il donne des taches érythémateuses non squameuses.

6. PSORIASIS DU VISAGE

- Rare, prend un aspect de dermite séborrhéique.
- Atteinte de la conque et du conduit auditif.

7. PSORIASIS DE L'ENFANT

- Atteinte de siège chez le nourrisson à la zone des langes.
- Forme en goutte souvent après une infection rhynopharyngée.
- Le visage plus souvent atteint que chez l'adulte.

8. PSORIASIS ET INFECTION VIH

- Formes souvent plus graves et réfractaires aux traitements classiques.

C. Diagnostic étiologique

Cause inconnue mais prédisposition génétique et facteurs environnementaux à rôle révélateur.

1. FACTEURS GÉNÉTIQUES

- 30 % des psoriasis sont familiaux.
- L'apparition dans l'enfance est liée aux HLA CW6 et DR7.
- Les gènes de prédisposition sont multiples et localisés sur différents chromosomes.

2. FACTEURS DE L'ENVIRONNEMENT

- L'alcool et le tabac sont des facteurs de gravité et résistance au traitement.
- Les infections virales et bactériennes peuvent déclencher des poussées surtout chez l'enfant.
- Les facteurs psychologiques peuvent déclencher des poussées.
- Médicaments qui peuvent induire ou aggraver un psoriasis : sels de lithium, les bêtabloquants, les inhibiteurs de l'enzyme de conversion de l'angiotensine.
- Les traumatismes cutanés peuvent être le siège des nouvelles lésions de psoriasis par phénomène Koebner.

3. PHYSIOPATHOLOGIE

- On considère que la prolifération épidermique et les troubles de la différentiation, qui caractérise la lésion psoriasique, sont dus à une activation des lymphocytes T, ce qui rapproche le psoriasis des maladies auto-immunes.

D. Évolution et complications

1. ÉVOLUTION

- La maladie débute le plus souvent chez l'adolescent ou l'adulte jeune. Il s'agit des formes familiales, associées aux antigènes de histocompatibilité qui sont en général plus graves que le psoriasis débutant plus tardivement.

- L'évolution se fait en poussées avec des rémissions plus ou moins complètes surtout en été suite à l'effet bénéfique des UV. Les poussées sont déclenchées par des facteurs psychologiques, des infections ORL, des médicaments, etc. Même en dehors des formes graves le psoriasis est une maladie qui peu altérer profondément la qualité de vie par le caractère très affichant des lésions.

2. COMPLICATIONS

■ Érythrodermie psoriasique

- Touche 90-100 % de la surface corporelle associée à une desquamation importante.
- Peut être provoquée par une corticothérapie générale, d'où la contre-indication de celle-ci dans le traitement du psoriasis.
- Nécessite l'hospitalisation à cause de risque infectieux, de troubles de thermorégulation et hydro-électrolytiques possibles.

■ Psoriasis pustuleux

- Peu apparaître sur un psoriasis connu ou d'emblée.
- Peut être déclenché par une prise médicamenteuse.
- Deux formes :
  - palmo-plantaire : pustules jaunâtres responsables d'un handicap important dans la marche et le travail manuel ;
  - généralisée : débute brutalement avec altération de l'état général, fièvre et plaques couvertes des pustules localisées surtout sur le tronc, c'est une forme grave qui peu mettre en jeu le pronostique vital.

■ Rhumatisme psoriasique : 20 % des psoriasiques

- Oligo- ou mono arthrite, bénignes, formes axiales qui appartient aux groupes de spondylarthropaties et formes poly-articulaires.
- Poly-arthrite psoriasique voisine de la polyarthrite rhumatoïde mais atteinte inter-phalangiennes distales et facteurs rhumatoïdes négatives.

E. Diagnostic histologique

Rarement utile car le diagnostique est avant tout clinique.

- Hyperacanthose de l'épiderme liée à une prolifération excessive des keratinocytes.
- Hyperkeratose avec parakératose.
- Micro-abcès de Monro-Sabouraud à polynucléaires neutrophiles dans l'épiderme.

- Papillomatose avec allongement des crêtes dermiques et infiltrat lymphocytaire T-CD4 au niveau du derme.
- Dans le psoriasis pustuleux le diagnostic est histologique : pustule spongiforme, multiloculaire et aseptique.

F. Diagnostic différentiel

1. DANS LA FORME CLASSIQUE

- **Pityriasis rosé de Gibert** : taches rosées squameuses en médaillons, à guérison centrale, localisées exclusivement sur le tronc et la racine des membres, évolution spontanée favorable dans 6-8 semaines.
- **Éczématides pytiriasiformes** (dartres) souvent liées à un eczéma atopique, localisations différentes et terrain atopique.
- **Dermite séborrhéique** : localisées au niveau du visage dans les sillons naso-géniens, cuir chevelu et zone médio-thoracique.
- **Pityriasis rubra pillaire** : localisations palmo-plantaire, coudes, genoux mais papules cornées, aspect « plâtreux » de visage. Histo : hyper et parakeratose des berges folliculaires.
- **Syphilides secondaires** : caractère papuleux, cuivré, disposition annulaire des squames, existence des adénopathies ; en cas de doute la recherche sérologique est nécessaire.
- **Mycosis fongoïde dans la forme débutante** : intérêt de l'examen histologique.

2. DANS LES FORMES PARTICULIÈRES

- Le psoriasis des plis pose le problème des intertrigos bactériens ou mycosiques.
- Le psoriasis palmo-plantaire doit être différencié des autres causes de kératodemie palmo-plantaire.
- L'érythrodermie psoriasique pose le problème des autres érythrodermies.
- Le psoriasis pustuleux doit être distingué des centaines toxidermies pustuleuses (pustuleuse exanthématique aiguë généralisée).
- Le rhumatisme psoriasique doit être différencié de la polyarthrite rhumatoïde, spondylarthrite anchylosanteles.
- Le psoriasis de nourrisson pose des problèmes diagnostiques avec les dermites séborrhéiques et la dermatite atopique.

G. Principes de traitement

- Pas de traitement pour les formes très limitées et bien acceptées par le patient.
- Le traitement sera choisi en fonction de la gravité, de l'étendue des lésions, du préjudice fonctionnel, esthétique, professionnel, relationnel, du retentissement psychologique et le désir du patient.
- Les traitements actuels ne permettent pas la guérison du psoriasis, seulement une disparition plus ou moins complète des lésions.

Indications

- **Psoriasis peu étendu** : traitement local suffisant
- **Psoriasis étendu** : photothérapie.
- **Psoriasis grave** : traitement général sous surveillance régulière.
- **Rhumatisme psoriasique** : antalgiques, ains, anti-inflammatoires stéroïdiennes à faible dose (< 10 mg/j de prédnisone), bolus de méthilprédnisolone, infiltration de dérivés cortisoniques, sulfasalazine (3 g/j), methotréxate (35-50 mg/semaine), anti-TNF alpha...

1. TRAITEMENT LOCAL

■ Kératolytiques

- Vaseline salicylée 2-10 %, urée 10-20 % sur les lésions hyperkératosiques.

■ Dermocorticoïdes

- Utilisés en pommade sur les lésions sèches.
- Les crèmes, les émulsions fluides et les lotions sont plutôt utilisées dans les plis et cuir chevelu.
- Il s'agit de traitements à durée limitée pour éviter les effets secondaires.

■ Vitamine D3 : calcipotriol : DAIVONEX®, tacalcitol : APSOR®

- Pommade, crème ou lotion a une activité similaire aux dermocorticoïdes, mais moins rapide.
- Max. 100 g de topique/semaine pour éviter les risques d'hypercalcémie.
- Irritation possible surtout si application sur le visage.
- L'association avec les dermocorticoïdes est plus efficace.

■ Rétinoide : tazarotène (ZORAC®)

- Efficace mais effet irritatif important.
- L'association avec dermocorticoïdes est très efficace.

2. TRAITEMENT GÉNÉRAUX

■ Acitrétine SORIATANE®

- Utilisé seul ou avec une photothérapie.
- Effets secondaires bénins et dose-dépendantes.
- Important effet tératogène : test de grossesse obligatoire avant le début de traitement, contraception efficace pendant toute la durée du traitement et deux ans après son arrêt.

■ Photothérapie

- Exposition solaire : presque toujours bénéfique, peu être associée à une balnéothérapie.
- Photothérapie UVB (290-320 nm) utilisé surtout avec un spectre étroit : 311 nm.
- La puva-thérapie est une photo chimiothérapie qui utilise un psoralène (MELADININE® ou PSORADERM®) photosensibilisant administré 2 h avant l'irradiation UVA.
- La réponse à la photothérapie est en général visible au but de 4-6 semaines.

■ Methotrexate : NOVATREX®

- Dose 15-25 mg/semaine en administration unique *per os* ou *intramusculaire*.
- Très efficace mais nécessite une surveillance hématologique et hépatique stricte.

■ Ciclosporine : NEORAL®

- Aussi très efficace mais avec un risque de néphrotoxicite non négligeable lors des traitements prolongés.
- La dose est de 2,5 mg/kg/j.
- Cette dose peu atteindre 5 mg/kg/j si la tolérance clinique (risque de hta) et biologique (créatininémie) le permettent.

■ Nouveaux traitements

- **Anti-TNF alpha** : etanercept (ENBREL®), infliximab (REMICADE®) ont déjà prouvé leur efficacité dans le traitement du rhumatisme psoriasique et sont utilisés aux États-Unis, leur utilisation en France est encore en cours d'évaluation ; l'alefacept (AMEVIVE®) semble être extrêmement efficace dans le psoriasis étendu en plaques.
- Le développement de la forme orale du tazarotène (ZORAC®) paraît bénéficier d'une moindre toxicité cutanée et une bonne tolérance hématologique associée à une demi-vie courte.
- les lasers à colorant pulsé (585 nm) ont une action sur l'hyperplasie vasculaire ont obtenu l'autorisation d'utilisation aux États-Unis.

- Le psoriasis est une maladie érythémato-squameuse chronique fréquente.
- Localisations caractéristiques : coudes, genoux, cuir chevelu, ongles.
- Les formes graves : érytrodermie, rhumatisme psoriasique, psoriasis pustuleux.
- Le traitement est le plus souvent local.
- Contraception efficace toute la durée d'un traitement par rétinoïdes et deux ans après.
- Les formes étendues répondent bien à la photothérapie.
- Les traitements généraux sont efficaces mais nécessitent une surveillance précise.

CHAPITRE 14[1] ➤ PURPURA CHEZ L'ADULTE

Troisième partie :
Orientation diagnostique

Le purpura est une tâche hémorragique due à une extravasation sanguine dans le derme. Cette lésion élémentaire rouge est facile à reconnaître car elle ne s'efface pas à la vitropression. Le diagnostic étiologique est l'étape capitale puisque le purpura correspond à un grand nombre de causes de physiopathologie différentes. Le caractère infiltré signe l'origine vasculaire du purpura.

I. RECONNAÎTRE UN PURPURA

- Aspect le plus classique : purpura pétéchial (éléments ponctiformes et lenticulaires).
- Autres aspects : purpura ecchymotique (larges nappes bleues violacées) ou plus rarement vibices (traînées linéaires).
- Localisation : prédominance sur les membres inférieurs et les régions déclives.
- Évolution par poussées. Ces éléments prennent les teintes évolutives de la biligénie. Des lésions d'âge différent peuvent coexister. Il disparaît sans séquelle ou au prix d'une dyschromie brunâtre en cas de récidive itérative ou de cicatrice blanchâtre lorsqu'il est nécrotique.
- Le purpura ne doit pas être confondu avec :
  - les érythèmes, les angiomes ou les télangiectasies qui s'effacent à la vitropression ;
  - la maladie de Kaposi où les lésions violacées ou brunâtres sont en règle nodulaires et volontiers associées sur les membres inférieurs à un œdème dur.

II. ORIENTATION DU DIAGNOSTIC VERS DEUX GRANDS GROUPES ÉTIOLOGIQUES DE PURPURA : PURPURA INFLAMMATOIRE OU NON INFLAMMATOIRE

L'examen clinique est un élément clé de cette étape, il doit en effet :

- vérifier si le purpura est simplement maculeux ou s'il est infiltré ;
- s'il siège principalement sur les membres inférieurs ou s'il est plus disséminé ;

1. Question n° 330 du programme officiel. (Hervé MAILLARD)

– s'il est isolé ou associé à : d'autres lésions cutanées polymorphes, une altération de l'état général, notamment fièvre et syndrome septicémique, des signes hémorragiques (gingivorragies, épistaxis voire hémorragie digestive, urinaire ou génitale), une hépato-splénomégalie et des adénopathies périphériques ;
– reprendre l'interrogatoire à la recherche d'une pathologie connue (hématologique, auto-immune...) d'une prise médicamenteuse, d'une infection récente...

Les réponses à ces données permettent alors de distinguer (tableau I) les purpuras non inflammatoires et les purpuras inflammatoires liés à une atteinte de la paroi vasculaire.

Purpuras non inflammatoires	**Purpuras hématologiques**	– Thrombopéniques essentiellement
	Purpuras vasculaires	– Thrombus intracapillaires (nécrotiques souvent graves) : • cryopathies • CIVD • embolies de cristaux de cholestérol • anticorps anti-phospholipides – Fragilité capillaire (vieillissement, corticothérapie, scorbut, pression)
Purpuras inflammatoires	**Purpuras vasculaire**	– Vasculites (inflammation et nécrose de la paroi vasculaire, parfois graves) – Capillarites purpuriques, uniquement dermatologiques, bénignes

Tableau I. Classification des purpuras

A. Purpuras non inflammatoires

Ils sont non infiltrés c'est-à-dire sans atteinte des parois vasculaires (histologie cutanée inutile) et peuvent correspondre à :

– des **purpuras hématologiques** : au purpura volontiers ecchymotique et de siège diffus s'associent d'autres signes hémorragiques et des troubles plaquettaires dominés par la thrombopénie ;
– des **purpuras nécrotiques** par thrombi intra-capillaires : le purpura est volontiers ecchymotique, parfois bulleux, à contours géographiques prédominant sur les extrémités y compris le visage (nez, oreilles, pommettes) et évolue vers la nécrose ;
– des **purpuras par fragilité capillaire** secondaires à des efforts (purpura du visage après vomissements par exemple), la pression (brassards, ventouses) ; ou associés à un défaut de soutien du tissu conjonctif péri-vasculaire par déficit vitaminique tel le scorbut où les pétéchies avec hyperkératose folliculaire et de vastes ecchymoses sont possibles ou par vieillissement ou corticothérapie sous forme d'ecchymoses du dos des mains et des avant-bras.

B. Purpuras inflammatoires liés à une atteinte de la paroi vasculaire

- Certains n'intéressent que la peau : il s'agit des purpuras vasculaires des capillarites purpuriques (purpuras dits dermatologiques) ; les taches brunes ponctuées de purpura siègent sur les membres inférieurs. L'histologie montre une capillarite superficielle.
- D'autres intéressent la peau et d'autres organes à des degrés divers sous forme de lésions nécrosantes ou inflammatoires des parois vasculaires liés à un mécanisme immunologique : vasculites.

III. SITUATIONS D'URGENCE

> Au terme de cette étape : tout purpura ecchymotique extensif et nécrotique, tout purpura pétéchial aigu associé à un syndrome septique et à des signes hémorragiques des muqueuses, tout purpura thrombopénique sont des formes graves et réalisent une urgence justifiant l'hospitalisation que le médecin doit organiser.

- Le bilan para-clinique urgent à pratiquer est schématisé dans le tableau II.
- Dans ce cadre d'urgence, il peut s'agir d'un syndrome septique grave ou d'un syndrome hémorragique.

– NFS, plaquettes, réticulocytes
– VS
– TP, TCA, fibrinogène
– Créatininémie
– ASAT, ALAT, phosphatases alcalines
– Radiographie du poumon
– Fond d'œil si plaquettes < 10 000
– Et selon l'orientation :
• hémocultures, PL, frottis, goutte épaisse
• écho cardiaque
• schizocytes
• PDF, D-dimères

Tableau II. Purpura : bilan en cas de signes de gravité

A. Purpura avec un syndrome septique grave

- Au syndrome septicémique, peut s'associer un état de choc ou des troubles de la conscience.

- Le purpura nécrotique, plus ou moins extensif en particulier aux extrémités (*Purpura fulminans*, figure 22, cahier couleur), peut s'associer à des pustules.
- Toutefois, dans certains cas, notamment chez l'enfant, le purpura aigu est limité à des pétéchies d'apparition rapide et à un syndrome septique encore bien supporté. La priorité est au traitement de choc et au transfert en unité de soins adaptée. Le germe en cause est en général le **méningocoque**, mais aussi **haemophilus** et plus rarement le **staphylocoque ou le streptocoque**.
- L'antibiothérapie en urgence avant la ponction lombaire, ne fait l'unanimité qu'en cas de délai à la prise en charge hospitalière : une céphalosporine de 3e génération est préférée.

B. Purpura avec un syndrome hémorragique

- En cas de thrombopénie majeure, le pronostic est au risque de localisations viscérales, notamment méningées. Des hémorragies muqueuses ou rétiniennes, l'existence de céphalées, justifient un diagnostic étiologique urgent et un traitement adapté sans retard.

IV. ORIENTATION DIAGNOSTIQUE EN DEHORS DE L'URGENCE

A. Purpura hématologique

- En règle générale, le purpura ne survient que si le chiffre de plaquettes est bien inférieur à 50 000/mm^3. S'il existe une thrombopénie sans signe hémorragique, on élimine une fausse thrombopénie par agglutination des plaquettes.
- Le myélogramme est le plus souvent indispensable pour préciser la nature centrale ou périphérique de la thrombopénie.
- Une biopsie médullaire est réalisée uniquement lorsque le myélogramme ne permet pas de conclure, ou qu'il est nécessaire d'obtenir une meilleure appréciation de l'hématopoïèse. En cas de thrombopénie profonde, il est nécessaire d'utiliser quelques précautions avant de la réaliser (transfusion de plaquettes ou corticothérapie préalable).
- Il existe ultérieurement des examens de 2e intention, notamment lorsque la thrombopénie est périphérique.
- La démarche diagnostique devant un purpura thrombopénique est schématisée dans le tableau III.

<table>
<tr><td colspan="2">Plaquettes ≤ 100 x 10^9/l
↓
Éliminer une fausse thrombopénie
↓
NFS, hémostase (TCP, TCA, fibrinogène), myélogramme</td></tr>
<tr><td>NFS : anomalie des autres lignées
Myélogramme : moelle pauvre et /ou anormale
➡ Thrombopénie centrale
– aplasies médullaires (idiopathique, toxique, virale)
– métastase
– hémopathies
– carences vitaminiques</td><td>NFS : autres lignées normales
Myélogramme : moelle riche et normale
➡ Thrombopénie périphérique
– transfusion récente : purpura post-transfusionnel
– anomalie de l'hémostase : coagulation intravasculaire disséminée
– hypersplénisme : anomalie de répartition
– hémolyse, schizocytes : microangiopathie
– absence de causes évidentes : PTAI isolé ou associé (lupus, hémopathie lymphoïde, VIH...)
– médicaments : thrombopénie immuno-allergique</td></tr>
</table>

Tableau III. Orientation diagnostique devant un purpura thrombopénique

B. Purpura infiltré évoquant une vasculite

- Ce cadre regroupe des affections disparates dont le dénominateur commun est l'histologie. Leur classification tient compte de la taille des vaisseaux atteints, de la fréquence des organes touchés ou de l'existence d'anomalies biologiques ou immunologiques (tableau IV).

Taille du vaisseau atteint	Étiologie
Vasculites allergiques : vaisseaux de petit calibre	infections maladies systémiques hémopathies médicaments purpura rhumatoïde aucune étiologie (30-50 %)
Vasculites des artères de moyen calibre	
• Péri Artérite Noueuse (PAN)	aucune étiologie ou polyarthrite rhumatoïde hépatite virale B
• Avec granulomes	maladies de : – Wegener – Churg-Strauss

Tableau IV. Classification des vasculites

Signes cutanés

Certains signes cutanés sont d'emblée évocateurs :

- purpura pétéchial infiltré plus ou moins nécrotique et polymorphe par son association à : maculo-papules œdémateuses, vésiculo-bulles (figure 23, cahier couleur), livedo, ulcérations, nodules dermiques ;
- localisation aux parties déclives et poussées favorisées par l'orthostatisme.

Manifestations systémiques associées

Des manifestations systémiques associées doivent être recherchées :

- signes généraux ;
- arthralgies ;
- atteinte rénale (hématurie microscopique, protéinurie) ;
- signes digestifs (douleurs abdominales, melœna) ;
- neurologique (mononévrite, multinévrite).

Elles font suspecter une vasculite cutanéo-systémique.

Histologie

- Le diagnostic repose sur l'image histologique, la peau étant le site le plus accessible à la biopsie à condition de prélever les lésions récentes et infiltrées.
- L'inflammation se traduit par la présence de leucocytes dans et autour des vaisseaux (polynucléaires neutrophiles surtout, éosinophiles et lymphocytes parfois) ; la lyse cellulaire est responsable d'une dispersion de débris nucléaires (leucocytoclasie, noyaux pycnotiques). Parfois la formation d'un véritable granulome caractérise les vasculites granulomateuses.
- La nécrose des parois vasculaires s'accompagne d'une dégénérescence fibrinoïde voire de thrombose.
- L'immunofluorescence cutanée directe (IFD) n'a pas la même valeur diagnostique même si elle détecte dans et autour des vaisseaux des dépôts d'immunoglobulines ou de complément.

Bilan complémentaire

Un bilan complémentaire est indispensable devant tout purpura infiltré évocateur de vasculite (tableau V) car souvent la vasculite est secondaire à une affection sous-jacente.

Orientation diagnostique

Au terme de la confrontation anatomoclinique, le clinicien est orienté vers l'alternative suivante :

1. Les vasculites allergiques cutanées

Les vasculites allergiques cutanées (synonymes : angéite d'hypersensibilité, angéite leucocytoclasique) où la peau est l'organe préférentiellement atteint puisque l'inflammation et la nécrose touchent les vaisseaux dermiques (veinules post-capillaires).

Biopsie cutanée +++ (histologie ++, IDF)
NFS avec plaquettes
VS
Créatininémie
Compte d'Addis
Protéinurie dès 24 h
Bilan hépatique
Protides + électrophorèse
Si vasculite chronique ou vasculite cutanéo-systémique, compléter par :
cryoglobulinémie (préciser type)
sérologie des hépatites B et C
anticorps anti-noyaux, anti-tissu,
anticycloplasme des PN neutrophiles
latex, Waaler-Rose
compléments et fractions
immunoélectrophorèse sang/urines

Tableau V. Bilan à pratiquer devant un purpura infiltré

- **Chez l'adulte :**

  Les causes sont multiples (tableau IV) :
  - infections d'origine bactérienne, virale ou parasitaire ;
  - maladies systémiques (principalement polyarthrite rhumatoïde, maladie lupique, syndrome de Gougerot-Sjögren, polychondrite chronique atrophiante) ;
  - hémopathies malignes, cryoglobulinémie, gammapathie monoclonale, leucémie à tricholeucocytes... ;
  - médicaments dont l'imputabilité est souvent portée par excès chez des sujets polymédicamentés.

  Dans 30 à 50 % des cas, aucune étiologie n'est mise en évidence. Toutefois s'il existe une cryoglobulinémie mixte dite essentielle, la recherche d'une hépatite C est fondamentale car responsable dans près de 60 à 70 % des cas. Des dépôts d'IgA à l'immunofluorescence directe peuvent également orienter vers un purpura rhumatoïde (syndrome de Schoenlein-Henoch). La confirmation par ponction biopsie rénale recherchant une glomérulonéphrite endo et extra capillaire avec dépôts d'IgA n'est indiquée que devant la persistance ou l'aggravation de l'atteinte rénale (QS).

- **Chez l'enfant :**

  Les vasculites allergiques correspondent le plus souvent à un **purpura rhumatoïde**, souvent déclenché par une infection des voies aériennes supérieures.

2. *Une atteinte des vaisseaux de moyen calibre*

Elle est identifiée par une biopsie cutanée profonde ou une biopsie neuromusculaire. Ce sont surtout les signes extra-cutanés : neurologiques (multinévrite) ; pleuro-pulmonaire (pleurésie, infiltrats, asthme récent) ; cardiaques (péricardite...) ; rénaux surtout avec hypertension artérielle ; digestifs (syndromes aigus abdominaux) ; altération de l'état général avec signes généraux, syndrome inflammatoire, qui orientent vers les vasculites systémiques.

- Périartérite noueuse.
- Angéites granulomateuses (maladie de Wegener ou maladie de Churg-Strauss).

- Tout purpura aigu peut être inaugural d'une maladie grave à diagnostiquer en urgence.
- Un purpura thrombopénique s'accompagne habituellement de signes hémorragiques (gingivorragies, ménorragies, métrorragies...).
- Une infection systémique (méningococcémie, gonococcémie, endocardite bactérienne) peut se révéler par un purpura vasculaire peu étendu et pas uniquement par un *Purpura fulminans*.
- Le *Purpura fulminans* doit être pris en charge en extrême urgence dans un service de réanimation et peut justifier l'administration urgente d'antibiotiques.
- Chez un enfant avant de penser au purpura rhumatoïde (plus fréquent) il faut écarter le diagnostic de méningococcémie.
- Un purpura vasculaire impose de rechercher des signes de vasculite d'autres organes (arthralgies/arthrites, neuropathie périphérique, néphrite, atteinte digestive).
- Une cryoglobulinémie est le plus souvent due à une hépatite C.
- Les purpuras vasculaires associés aux « maladies systémiques » sont le plus souvent chroniques et/ou récidivants.

I. ALOPÉCIE

L'alopécie est une raréfaction ou une disparition des cheveux.

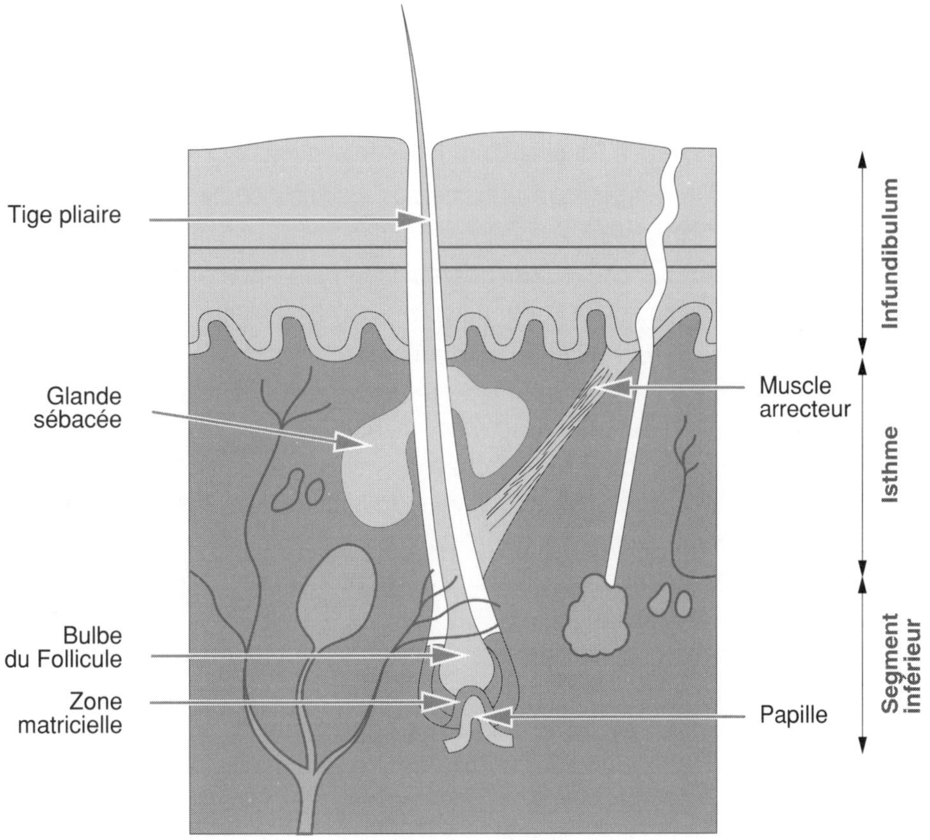

Schéma 1. Le cheveu

1. Question n° 288 du programme officiel. (Hervé MAILLARD)

A. Rappel physiopathologique : le cycle pilaire

- Le cheveu est formé de trois parties : le bulbe pilaire ou « racine », la tige pilaire formée de kératine et les gaines épithéliales correspondant à l'invagination de l'épiderme en profondeur dans le derme.
- Le follicule pileux est une structure dynamique, originale et complexe qui est soumise à de nombreux facteurs (facteurs génétiques, facteurs de croissance, hormones, neuromédiateurs...). Le développement du follicule pileux est cyclique et indépendant pour les 100 000 à 150 000 follicules répartis sur l'ensemble du cuir chevelu.
- Trois phases se succèdent pour chaque follicule : la phase **anagène** de croissance (3 à 6 ans), la phase **catagène** d'involution (3 semaines), la phase **télogène** de repos puis de chute (2 à 6 mois). La phase anagène détermine la longueur du cheveu sachant que le cheveu pousse de 0,3 mm par jour. Pendant la phase anagène le bulbe pilaire est le siège de la production de la kératine du cheveu. En phase télogène, les cellules souches épidermiques du follicule qui sont localisées dans une zone située juste au-dessus du bulbe pilaire vont migrer en profondeur vers le bulbe pour réactiver une nouvelle phase anagène à l'origine d'un nouveau cheveu.
- De façon physiologique il existe par jour une chute d'une cinquantaine de cheveux.
- La couleur des cheveux est déterminée par la présence de mélanocytes au niveau de la zone matricielle du bulbe pilaire.
- L'alopécie peut résulter de plusieurs mécanismes :
  - anomalie de la structure de la tige pilaire : génétique (dysplasie pilaire) ou acquise (dystrophie, trichotillomanie) ;
  - défaut de production du cheveu : par carence (carence martiale), lié à des troubles endocriniens (dysthyroïdie), « physiologique » (alopécie androgénogénétique) ou par arrêt du cycle pilaire en phase anagène ou effluvium anagène d'origine toxique (certaines chimiothérapies) ;
  - destruction de la tige pilaire par des agents infectieux kératinophiles (teigne tondante) ;
  - destruction du follicule pileux d'origine physique, inflammatoire, infectieuse, tumorale à l'origine d'une alopécie dite cicatricielle (pseudo-pelade) ;
  - réponse immune dirigée contre le follicule pileux (pelade) ;
  - chute excessive par une entrée prématurée en phase télogène (effluvium télogène).

B. Recueillir les données sémiologiques d'une alopécie

1. INTERROGATOIRE

- Il recherchera plusieurs types d'informations :
  - âge et les circonstances de survenue : acquise ou congénitale ;
  - mode d'apparition : aigu ou chronique ;
  - antécédents personnels en particulier endocrinologiques (thyroïde, cycle menstruel) et d'éventuelles carences (régime alimentaire, pathologie associée, saignements) ;
  - antécédents familiaux d'alopécie androgénogénétique (qui peut s'ajouter à une autre cause d'alopécie) ;
  - prises médicamenteuses ;
  - traitements reçus pour l'alopécie ;
  - habitudes cosmétiques (défrisage, traction, coloration).

2. EXAMEN CLINIQUE

- Il a pour objectif de confirmer l'alopécie et de préciser ses caractéristiques sémiologiques :
  - l'aspect des cheveux : chez l'enfant en particulier une anomalie de la structure du cheveu (dysplasie pilaire) pourra être recherchée à l'œil nu mais sera affirmée par l'étude au microscope en lumière polarisée ; de même la présence de cheveux cassés (trichotillomanie) ou dystrophiques (défrisage) sera recherchée ;
  - la densité de la chevelure peut être appréciée en plaquant les cheveux de part et d'autre de la ligne médiane ;
  - le test de traction permet de façon simple par la traction d'une dizaine de cheveux pincés entre le pouce et l'index en différents points du cuir chevelu d'apprécier l'importance d'une chute de cheveux (normalement limitée à 1 à 2 cheveux après traction de 10 cheveux).

3. ASPECT DU CUIR CHEVELU

- Il permettra de classer l'alopécie :
  - **diffuse ou localisée** ;
  - **non cicatricielle** (cuir chevelu sain ou simple érythème ou état squameux, lésions de folliculite) ou **cicatricielle** (si présence d'érythème avec un aspect atrophique ou scléreux du cuir chevelu, lésions de folliculites avec anomalie du cuir chevelu) le plus souvent irréversible ;
  - chez la femme seront recherchés en cas d'alopécie diffuse un hirsutisme, une acné pouvant témoigner d'une hyperandrogénie ;
  - chez l'enfant une alopécie diffuse congénitale devra faire rechercher d'autres anomalies (ongles, dents, examen neurologique) dans le cadre d'un syndrome génétique complexe ;

- l'étude en lumière de wood pourra compléter l'examen clinique en cas de suspicion de teigne tondante à la recherche d'une fluorescence au niveau des plaques.

Ces éléments permettent d'orienter le diagnostic étiologique.

4. EXAMENS COMPLÉMENTAIRES

- Ils seront orientés par les données sémiologiques et ne seront utiles que dans certaines circonstances précises.
- **Dans le cas des alopécies diffuses non cicatricielles acquises et récentes** pour lesquelles le motif de consultation est le plus souvent une « chute de cheveux » dans la majorité des cas aucun examen complémentaire sera demandé. Il s'agit en effet d'un effluvium télogène le plus souvent transitoire :
  - il pourrait être confirmé par le trichogramme qui définit le rapport des cheveux en phase anagène (85 %) – phase télogène.
- Si cette « chute de cheveux » se prolonge les examens seront limités à des examens biologiques simples :
  - NFS plaquettes ;
  - VS ;
  - ferritinémie ;
  - TSH ultrasensible. Ces examens permettront de rechercher une carence martiale, une dysthyroïdie.
- En cas d'orientation clinique sera réalisé un bilan immunologique (FAN, C3, C4, CH50) pour un lupus systémique, une sérologie VIH, TPHA et VDRL pour une syphilis secondaire.
- **Dans le cas des alopécies androgénétiques masculines** le diagnostic est clinique sur la présentation caractéristique de l'alopécie et ne nécessite aucun examen complémentaire. Dans le cas des alopécies androgénétiques féminines un bilan d'hyperandrogénie ne sera réalisé qu'en présence d'autres manifestations évoquant une hyperandrogénie (acné, troubles menstruels, hirsutisme, signes de virilisation) à la recherche d'une origine surrénalienne (sulfate de déhydroandrostènedione, 17OH progestérone) ou ovarienne (delta-4-androstènedione) et dosage de la testostérone libre dans les cinq premiers jours du cycle en absence de contraception orale.
- **Dans le cas des alopécies diffuses non cicatricielles congénitales** (généralement chez l'enfant) une étude de la partie proximale de la tige pilaire (non modifiée par des facteurs externes) au microscope en lumière polarisée permettra de rechercher une éventuelle dysplasie pilaire.
- **Dans les alopécies localisées non cicatricielles** les examens seront orientés en fonction de la présence ou non d'anomalies du cuir chevelu :
  - si le cuir chevelu est sain le diagnostic de pelade peut être affirmé cliniquement et ne nécessite aucun examen complémentaire ;

  - s'il existe des plaques alopéciques avec des cheveux coupés courts évoquant une teigne tondante : prélèvement mycologique des squames et des cheveux, orienté par l'examen en lumière de wood avec un examen direct et une mise en culture en milieu de sabouraud à la recherche d'une dermatophytie (3 semaines de culture) ;
  - en cas de folliculite : prélèvements bactériologiques, mycologique.
- **Les alopécies localisées cicatricielles à type de pseudo-pelade** sont les principales indications à une biopsie du cuir chevelu : elles réalisent des plaques alopéciques avec aspect érythémateux, scléreux ou atrophique du cuir chevelu : biopsie du cuir chevelu avec étude histologique et immunofluorescence directe à la recherche d'arguments histologiques en faveur d'un lichen plan, d'un lupus discoïde ou d'une sclérodermie. La biopsie sera réalisée en périphérie sur les zones actives des lésions.
- Les examens biochimiques du cheveu proposés par certains laboratoires n'ont aucun intérêt en pratique courante.

C. Principaux diagnostics étiologiques des alopécies acquises. Éléments d'informations au patient

1. ALOPÉCIE ANDROGÉNO-GÉNÉTIQUE

- Chez l'homme l'alopécie est circonscrite à extension progressive affectant successivement les zones fronto-temporales (golfes temporaux), le vertex, puis en tonsure. Elle a souvent un caractère héréditaire.
- Chez la femme, l'évolution est beaucoup plus lente et respecte la lisière frontale du cuir chevelu avec une raréfaction ovale du vertex. Chez la femme une alopécie diffuse, sévère et précoce doit faire évoquer une hyperandrogénie en cas d'association à un hirsutisme, une dysménorrhée et une acné.
- La grande majorité des alopécies androgénogénétiques est associée à un taux normal d'androgènes circulants et résulte de l'activité plus importante d'une enzyme, la 5 alpha réductase qui convertit dans le follicule pileux la testostérone circulante en dihydrotestostérone active localement. La dihydrotestostérone réduit la durée des cycles pilaires et induit au cours du temps une miniaturisation puis une disparition du follicule pileux.
- Bien que cette alopécie soit physiologique, son retentissement peut justifier un traitement : dans les deux sexes, application topique de minoxidil à 5 % pour l'homme et 2 % pour la femme et dont les effets ne sont notables qu'après trois mois d'application bi-quotidienne et optimum au bout de six à huit mois. Une réponse cosmétologique ac-

ceptable n'est observée que dans un tiers des cas ; il s'agit d'un traitement purement suspensif.

- Chez l'homme le finastéride (PROPECIA®), inhibiteur de la 5 alpha réductase, est disponible à la dose d'1 mg par jour avec une efficacité démontrée dans des études randomisées. Le traitement est remis sur prescription médicale, mais n'est pas remboursé. Il est contre-indiqué chez la femme.
- Chez la femme, un traitement médical par anti-androgène peut être proposé suivant différents schémas : par exemple administration d'acétate de cyprotérone (ANDROCUR®) à la dose de 50 mg par jour, du cinquième au vingt-cinquième jour du cycle, en association avec Éthinyloestradiol 50 mg sur une période d'au moins douze mois.
- Les greffes de follicules pileux ou une chirurgie de réduction de tonsure peuvent aussi être proposées.

2. L'EFFLUVIUM TÉLOGÈNE

- Il est le plus souvent aigu ou subaigu, et est la conséquence d'une conversion télogène des follicules pileux suivie d'une chute dans les deux mois suivants.
- Il est suivi d'une repousse normale. Les causes sont multiples : alopécies du post-partum, après une forte fièvre, diverses infections, des maladies inflammatoires (lupus érythémateux) ou un choc opératoire, médicaments... À un moindre degré il existe un effluvium télogène physiologique saisonnier en automne et au printemps.
- Il ne nécessite aucun traitement. Des traitements vitaminiques sont souvent prescrits à visée psychologique. La prise en charge psychologique est essentielle, ces « chutes de cheveux » ayant souvent un retentissement psychologique majeur. Il est important de rassurer les patients sur le caractère généralement transitoire de ces chutes.

3. LES TEIGNES DERMATOPHYTIQUES

- Elles s'observent principalement chez l'enfant. Les plaques alopéciques sont dues à la cassure plus ou moins haute de groupes de cheveux détruits par les dermatophytes kératinophiles.
- Il peut s'agir de teignes microsporiques à grandes plaques peu nombreuses, le plus souvent dues à *Microsporum canis* d'origine animale (chien, chat) ; ailleurs il s'agit d'une teigne trichophytique à *Trichophyton violaceum* ou *Trichophyton soudanense* d'origine humaine donnant de plus petites plaques nombreuses.
- Un examen de l'ensemble des proches en particulier en cas de dermatophyte anthropophile est nécessaire avec un traitement de tous les sujets atteints.
- Un agent zoophile devra faire rechercher et traiter l'animal (chat, chien) à l'origine de la contamination.

- La législation impose actuellement l'éviction scolaire en cas de teigne jusqu'à guérison (prélèvement mycologique négatif).

4. LA PELADE

- Cette alopécie en aires (*Alopecia areata*) peut se généraliser (pelade décalvante, figure 24, cahier couleur) et atteindre l'ensemble des zones pileuses (pelade universelle).
- Elle survient chez un sujet en bon état général, sous forme d'une alopécie propre, non squameuse, non atrophique.
- Le cuir chevelu est normal.
- En périphérie des plaques circonscrites, on voit des cheveux en point d'exclamation ou très courts prenant l'aspect de pseudo-comédons.
- L'évolution spontanée la plus fréquente de la plaque peladique est une repousse au bout de plusieurs mois, débutant par des duvets blancs au centre de la plaque qui se repigmenteront progressivement ; les récidives restent fréquentes et imprévisibles.
- La repousse est plus incertaine en cas de début précoce prépubertaire, multiplicité des plaques, pelade décalvante totale, pelade ophiasique (pelade de la région occipitale), d'une évolution supérieure à un an, d'atteinte des cils ou des ongles (micro-ponctuations de la tablette unguéale lui donnant une consistance rugueuse et auxquelles peuvent s'associer des stries longitudinales).
- La pelade est considérée comme une **maladie auto-immune dirigée contre les follicules pileux.**
- Au cours de la pelade, les follicules pileux sont présents mais les follicules anagènes n'achèvent pas leur maturation.
- L'étiologie reste inconnue.

■ Facteurs

- Immunologiques en raison des possibilités d'association à d'autres maladies auto-immunes (thyroïdite, vitiligo...) et en raison de la présence d'un infiltrat lymphocytaire péri-pilaire sur des lésions précoces.
- Génétiques puisque des cas familiaux sont parfois retrouvés ; le terrain atopique semble également plus fréquent.
- Psychologiques, le stress apparaissant comme un élément déclenchant.
- Le traitement de la pelade tient compte des facteurs de gravité énumérés et de la possible régression spontanée dans les plaques uniques ou peu nombreuses :
  - les formes limitées pourront être traitées par cryothérapie, des rubéfiants locaux ou dermo-corticoïdes ;

- dans la pelade grave, après l'échec du minoxidil en solution à 5 %, il peut être discuté l'indication d'une puvathérapie, ou des protocoles utilisant des sensibilisants locaux (diphencyprone) ;
- plus récemment, des traitements par bolus de corticoïdes ont été proposés dans ces formes graves, aiguës et récentes ;
- une prise en charge psychologique est essentielle visant à rassurer le patient sur le caractère bénin et « non cicatriciel » des lésions pouvant amener à une repousse complète.

5. LA TRICHOTILLOMANIE

- Elle s'observe surtout chez l'enfant réalisant une alopécie circonscrite non cicatricielle avec cheveux cassés, de taille irrégulière ou retrouvés le matin sur l'oreiller.
- Le traitement repose sur la prise de conscience du tic par l'enfant et sa famille.
- Son pronostic est habituellement bénin, mais le problème doit être pris au sérieux car il survient souvent dans un contexte de perte affective.
- Chez l'adulte, la trichotillomanie peut témoigner d'un trouble psychologique plus grave nécessitant une prise en charge spécifique.

6. PSEUDO-PELADES

- Le diagnostic étiologique est souvent difficile et repose sur l'analyse des zones inflammatoires actives en périphérie de l'alopécie ainsi que sur un examen dermatologique et général complet.
- L'examen histologique et l'immunofluorescence cutanée peuvent orienter le diagnostic à condition de disposer de lésions évolutives jeunes : en effet au stade de cicatrices séquellaires, le processus inflammatoire a détruit de façon irréversible le follicule pileux, n'autorisant aucun diagnostic rétrospectif.
- Les étiologies sont multiples :
  - **le lupus érythémateux** où la pseudo pelade est habituellement érythémateuse, squameuse et discrètement atrophique et où il existe en histologie un infiltrat péripilaire tandis que l'immunofluorescence peut montrer une bande lupique ;
  - **le lichen plan** avec atteinte de toute la hauteur du follicule par l'infiltrat lymphocytaire détruisant la gaine épithéliale externe ;
  - **la sarcoïdose, la sclérodermie en plaques** à un stade précoce, certaines métastases (sein) peuvent également se présenter sous l'aspect d'une pseudopelade ;
  - en l'absence d'étiologie et devant un aspect clinique stéréotypé sous forme de petites zones alopéciques, disséminées sur l'ensemble du cuir chevelu comme « des pas dans la neige », on retient le diagnostic de pseudo-pelade idiopathique.

- Dans l'hypothèse d'une atteinte séquellaire de l'une des étiologies précédemment citées notamment lupus érythémateux ou lichen plan, un traitement étiologique est parfois proposé (antipaludéens de synthèse, corticothérapie générale sur six semaines) en sachant que l'alopécie installée est irréversible.

> • Le follicule pileux est une structure dynamique régie par un cycle pilaire sous l'influence de multiples facteurs.
> • L'interrogatoire et l'examen clinique sont essentiels pour l'orientation diagnostique d'une alopécie permettant de les classer en alopécie acquise/constitutionnelle, diffuse/localisée et cicatricielle/non cicatricielle.
> • Les examens complémentaires ont des indications limitées.
> • L'effluvium télogène, l'alopécie androgénogénétique et la pelade sont les trois principales causes d'alopécie.
> • Seules les alopécies cicatricielles à type de pseudo-pelade justifient la réalisation d'une biopsie du cuir chevelu.
> • Évoquer une teigne devant tout état squameux, alopécique chez l'enfant.

II. ONYXIS[1]

- La pathologie unguéale est variée : toutes les dermatoses et les tumeurs cutanées peuvent se localiser sur l'appareil unguéal. Compte tenu de son siège anatomique, il existe une pathologie propre à l'appareil unguéal. Les signes cliniques sont limités : plusieurs causes, totalement différentes, peuvent se traduire par les mêmes symptômes.
- **L'onyxis** est un terme général concernant toute inflammation ou infection touchant directement la tablette unguéale (par anomalie de la matrice ou du lit de l'ongle). Il s'oppose au terme de « périonyxis » qui touche les replis para-unguéaux.
- Quelques connaissances anatomiques et sémiologiques aident à interpréter les signes cliniques.

1. Traité par Hervé MAILLARD.

A. Pathologie unguéale des doigts

1. ATTEINTES MATRICIELLES AVEC MODIFICATION DES LAMES UNGUÉALES

Hyperstriation longitudinale

- Il s'agit très souvent d'un phénomène physiologique apparaissant à un âge varié au cours de la vie ; il s'y associe souvent une fragilité unguéale distale ; il faut donc se contenter de traiter la fragilité en protégeant les mains contre l'eau, et en donnant des conseils cosmétiques adaptés.
- Il existe toutefois des hyperstriations longitudinales pathologiques qui peuvent s'intégrer dans le cadre d'un psoriasis, d'un lichen ou d'une pelade.

Irrégularités de la surface des lames unguéales

- Il peut s'agir de dépressions ponctuées, de barres transversales, et dans les cas sévères la tablette est même remplacée par une structure parakératosique, blanchâtre, friable (le plus souvent il s'agit d'un psoriasis unguéal).
- L'onychotillomanie (refoulement maniaque des cuticules des pouces à l'aide de l'index (figure 25, cahier couleur) peut aboutir à la déformation des tablettes unguéales et touche souvent les pouces où la lame unguéale est barrée de multiples stries transversales médianes donnant l'aspect d'une gouttière longitudinale ; les cuticules sont absentes et il existe souvent un périonyxis.

2. ATTEINTES DU LIT DE L'ONGLE AVEC ONYCHOLYSE (DÉCOLLEMENT) ET/OU HYPERKÉRATOSE SOUS-UNGUÉALE

- L'onycholyse peut avoir une cause mécanique ou correspondre à une mycose, un psoriasis (figure 26, cahier couleur), un eczéma, plus rarement un lichen ou une pelade. L'interrogatoire recherche aussi une cause professionnelle (exposition à l'humidité ou manipulation de produits agressifs).
- Si l'onycholyse est blanche elle est le plus souvent mécanique. Si l'onycholyse est jaune, elle est le plus souvent mycosique ou psoriasique. Dans l'onycholyse psoriasique, l'onycholyse distale est souvent cernée par un liseré érythémateux. Le lit unguéal, au-dessus de la zone onycholytique, a une coloration jaunâtre ou orangée, caractéristique. Enfin il existe une hyperkératose sous unguéale blanchâtre associée.

B. Périonyxis

Devant l'inflammation des replis para-unguéaux, il faut évoquer avant tout un **périonyxis mycosique** (candidosique) qui peut accompagner ou non une onycholyse, une paronychie chronique ou un psoriasis (il s'y associe alors souvent une atteinte matricielle avec irrégularités de la surface de la lame unguéale).

1. ATTEINTE D'UN SEUL DOIGT

- Toutes les affections inflammatoires ou infectieuses précédemment citées peuvent s'observer sur un seul doigt. Cependant, de principe, toute onychopathie monodactylite traînante, inexpliquée doit faire suspecter le diagnostic de tumeur de l'appareil unguéal.
- Certaines sont bénignes : tumeurs glomiques (à la dystrophie unguéale manifestée par une ligne longitudinale érythémateuse avec fissurette distale s'associe une douleur au moindre choc) ; exostose sous unguéale dont le diagnostic est porté par la radiographie et évoqué devant toute déformation de la lame unguéale.
- Mais il peut s'agir de tumeur maligne : avant tout une maladie de Bowen (carcinome épidermoïde *in situ*), carcinome épidermoïde ou mélanome. Le patient doit être confié à un spécialiste qui découpera l'onycholyse monodactylique et découvrira une lésion bourgeonnante ou ulcérée.

2. MÉLANONYCHIE LONGITUDINALE (figure 28, cahier couleur)

- Elle peut correspondre à un simple hyperfonctionnement mélanocytaire, un lentigo, un nævus ou un mélanome débutant (figure 27, cahier couleur).
- Chez les sujets à peau pigmentée, les mélanonychies sont le plus souvent physiologiques, correspondant à un hyperfonctionnement mélanocytaire.
- Chez les sujets blancs, devant une mélanonychie longitudinale, l'analyse de plusieurs critères (phototype, âge du patient, largeur et intensité de la couleur de la bande, caractère net ou flou des bords, évolutivité) conduit soit à une simple surveillance ou à une biopsie exérèse de la lésion pigmentée matricielle.

C. Pathologie unguéale particulière aux orteils

- Près de 30 % des onychopathies des orteils sont d'origine mycosique mais les onychopathies mécaniques par microtraumatismes répétés sont au moins aussi fréquentes.
- Le diagnostic différentiel entre les deux affections n'est pas toujours facile, d'où la justification d'effectuer un prélèvement mycologique pour confirmer toute suspicion d'onychomycose des orteils qui

s'accompagne souvent d'autres atteintes mycotiques du pied (intertrigo, dermatophytie plantaire).

- Il peut exister une surinfection fungique d'une onychopathie mécanique préexistante : le traitement de l'infection fongique permet la disparition des symptômes dus à l'infection fongique mais n'améliore pas la dystrophie unguéale mécanique. Il est donc important de ne pas poursuivre indéfiniment les traitements antimycosiques.
- Un autre aspect de la pathologie mécanique du gros orteil est l'incarnation juvénile favorisée lorsque la lame unguéale est un peu large et les parties molles péri unguéales charnues.

> • Une atteinte matricielle a pour conséquence une dystrophie de la tablette alors qu'une atteinte du lit de l'ongle a pour conséquence un décollement et/ou un épaississement des tissus sous unguéaux.
>
> • De principe, toute onychopathie monodactylite traînante et inexpliquée doit faire suspecter le diagnostic de tumeur de l'appareil unguéal.
>
> • Les onychopathies mécaniques par microtraumatismes répétés sont fréquentes aux orteils, de diagnostic difficile avec les onychomycoses d'où la justification d'effectuer un prélèvement mycologique en cas de doute.

CHAPITRE 16[1] ➤ TUMEURS CUTANÉES, ÉPITHÉLIALES ET MÉLANIQUES

Module 10 : Cancérologie – Oncohématologie

I. CARCINOMES ÉPITHÉLIAUX

- Les cancers cutanés épithéliaux ou carcinomes cutanés sont les plus fréquents des cancers humains en général et des cancers cutanés en particulier. Leur incidence augmente régulièrement du fait de l'allongement de la durée de vie et des habitudes comportementales, en particulier l'exposition solaire répétée. On distingue 3 grands types de carcinomes cutanés :
  – les carcinomes basocellulaires (CBC), les plus fréquents (2/3 des carcinomes cutanés chez le sujet immunocompétent) sont des tumeurs d'évolution lente qui ne métastasent pour ainsi dire jamais ;
  – les carcinomes spinocellulaires ou épidermoïdes (CE) ont une évolution locale beaucoup plus agressive et peuvent métastaser. Ils représentent 1/3 des carcinomes cutanés ;
  – les carcinomes annexiels, issus des annexes épithéliales, pilo-sébacées et sudorales, rares (1 %), mais agressifs et susceptibles de métastaser.
- Bien que développés aux dépens de la même cellule, le kératinocyte, les deux cancers les plus fréquents (CBC et CE) ont une physiopathogénie et un comportement totalement différents, ce qui justifie de les présenter séparément.

A. Le carcinome basocellulaire

1. ÉPIDÉMIOLOGIE

- L'incidence varie en fonction du phototype et de la latitude : en France environ 70 individus pour 100 000 habitants par an, en Australie 400 cas pour 100 000 habitants par an.

1. Question n° 149 du programme officiel. (Hervé MAILLARD)

- La plupart des carcinomes cutanés surviennent après 50 ans et de manière apparemment sporadique.
- Cependant, il existe des maladies congénitales rares prédisposant à leur développement comme le *Xeroderma pigmentosum*, qui est lié à un déficit autosomique récessif des enzymes de réparation de l'ADN, et le syndrome des hamartomes basocellulaires ou syndrome de GORLIN qui associe des anomalies du développement à des cancers multiples dont des carcinomes basocellulaires et qui est lié à un déficit congénital du gène « patched » impliqué dans le développement embryonnaire.

2. ÉTIOLOGIE

■ Le soleil

- Le soleil est capable soit directement par le biais du rayonnement UVB soit indirectement par la génération de radicaux libres (rayonnement UVA) d'altérer le génome de nos cellules. Si ces altérations touchent des gènes clés du fonctionnement cellulaire en particulier ceux contrôlant la prolifération de la cellule, elles peuvent entraîner sa transformation cancéreuse. La plupart du temps plusieurs altérations génétiques sont nécessaires pour entraîner la transformation de la cellule. L'exposition solaire peut agir non seulement comme initiateur d'anomalies génétiques mais également comme promoteur, c'est-à-dire favoriser la croissance d'un clone tumoral.
- Deux types d'exposition solaires peuvent être néfastes : les expositions intermittentes aiguës sur une peau non préparée (coups de soleil sur une courte période de vacances) ou l'exposition chronique (expositions répétées sur de longues années au rayonnement solaire).
- Les dangers du rayonnement solaire sur la peau sont étroitement corrélés au phototype cutané : les peaux les plus claires, prenant volontiers des coups de soleil, sont plus à risque que les peaux de phototype foncé, bronzant rapidement.

■ Les autres agents carcinogènes

- Ce sont essentiellement les rayons ultra-violets (cabines UV, photothérapie), et les radiations ionisantes chez les malades faisant des CBC superficiels multiples sur zones irradiées.

3. DIAGNOSTIC

■ Diagnostic positif

- Le CBC survient dans les zones photoexposées dans plus de 85 % des cas. **Le CBC ne métastase pas** mais a un potentiel invasif local pouvant entraîner une destruction tissulaire importante. **Il n'est jamais localisé sur les muqueuses.**

- Son incidence maximale est située entre 45 et 60 ans, sans prédominance de sexe.
- Le CBC est une lésion perlée, papule arrondie translucide et télangiectasique qui va s'étaler progressivement. Il existe plusieurs variétés anatomocliniques de gravité variable :
  - **le CBC nodulaire** (figure 29, cahier couleur) : tumeur ferme, bien limitée, lisse, pouvant simuler une lésion kystique. Sa surface peut devenir squameuse. C'est la forme la plus fréquente (60 % des cas) ;
  - **le CBC sclérodermiforme** (5 % des cas) associe une intense fibrose à la prolifération tumorale et se présente sous la forme d'un placard atrophique infiltré mal limité. Sa surface est blanchâtre et ses limites imprécises. Cette forme récidive plus souvent. Des formes infiltrantes intermédiaires entre le carcinome nodulaire et le carcinome sclérodermiforme sont plus fréquentes (10 à 15 % des cas) ;
  - **le CBC superficiel ou pagétoïde** d'évolution très lente, ayant une bordure perlée s'observe sur le tronc et a tendance à la multiplicité (10 à 25 % des cas) ;
  - **formes pigmentées ou tatouées** (figure 30, cahier couleur) : liées à la présence dans la tumeur de pigments mélaniques et sont parfois de diagnostic difficile avec une tumeur mélanocytaire ;
  - formes ulcéreuses, taillées à pic, bordées d'un bourrelet perlé qui peuvent se voir soit d'emblée soit au cours de l'évolution d'un autre CBC. Dans certains cas, les bords ne sont ni surélevés ni indurés : on parle alors *d'Ulcus rodens* souvent péri-orificiel. L'ulcération peut avoir une évolution extensive et destructrice : il s'agit de formes dites térébrantes pouvant atteindre les structures musculaires ou osseuses sous-jacentes.

4. DIAGNOSTIC DIFFÉRENTIEL

- Le diagnostic différentiel se pose essentiellement avec les autres tumeurs cutanées comme les tumeurs annexielles, plus rarement le mélanome dans les formes pigmentées.
- D'autre part, la distinction entre CBC et CE est parfois difficile même pour un œil habitué. Ceci souligne l'intérêt de la biopsie qui permet de confirmer et de préciser le diagnostic et le type histologique.

5. ANATOMIE-PATHOLOGIQUE

- Amas cellulaires compacts de petites cellules basophiles à limites nettes, à disposition périphérique palissadique ; ces amas sont arrondis plus ou moins confluents entre eux ; certains peuvent être appendus à l'épiderme. Ils peuvent s'associer à une certaine fibrose du derme.

- Des images de différenciation (pilaire, kératinisante) sont possibles. Les formes infiltrantes ou sclérodermiformes sont associées à un stroma dense et fibreux et ont des limites imprécises.

6. ÉVOLUTION, PRONOSTIC

- Pas de métastase (ni ganglionnaire ni viscérale).
- Potentiel invasif local pouvant entraîner des destructions tissulaires importantes. Ces formes évoluées peuvent nécessiter le recours à une chirurgie mutilante aux conséquences fonctionnelles et esthétiques parfois lourdes.
- Après traitement de toute forme de CBC, nécessité d'une surveillance régulière (tous les 6 mois puis tous les ans à vie) pour dépister une récidive de la lésion, mais aussi en raison du risque élevé d'apparition de nouveaux carcinomes cutanés.

7. TRAITEMENT

Risque de récidive : évalué à environ 5 % des CBC. Après une première récidive le risque de récidive ultérieure dépasse 40 %.

■ Choix thérapeutiques

- Traitement de choix : chirurgie car elle permet un contrôle histologique de la pièce d'exérèse et permet ainsi d'affirmer son caractère complet ou non. Les marges d'exérèse varieront de quelques millimètres à un centimètre en fonction des critères de gravité définis plus haut.

■ Les autres méthodes

- Réservées à des malades inopérables ou pour certaines localisations.
- Radiothérapie (électron – ou curiethérapie).
- Cryochirurgie (azote liquide).
- Photothérapie dynamique topique (en cours d'évaluation).
- Injections locales d'interféron etc.
- Une chimiothérapie est rarement nécessaire, mais peut être intéressante dans les formes de grande taille pour réduire la masse tumorale avant l'intervention.

■ Traitement préventif

- Photoprotection et suivi régulier des malades à risques.

B. Le carcinome épidermoïde

1. ÉPIDÉMIOLOGIE

- Incidence : 10 à 20 pour 100 000 habitants/an en France chez l'homme et 5 à 10/100 000 habitants chez la femme. En Australie, 250 pour 100 000 habitants. Ici encore donc le degré d'ensoleillement et le phototype sont des facteurs de risques importants.
- Il existe aussi des maladies congénitales prédisposant à leur développement comme le *Xeroderma pigmentosum*, qui est lié à un déficit autosomique récessif dans les enzymes de réparation de l'ADN, et l'épidermodysplasie verruciforme, génodermatose rare, autosomique récessive caractérisée par une infection chronique de la peau par des papillomavirus humains (PVH) en particulier des PVH oncogènes exposant au risque de transformation des lésions verruqueuses.

2. PRÉCURSEURS

Contrairement au CBC, le CE survient souvent sur une lésion précancéreuse :

- les kératoses photo-induites (kératoses actiniques ou solaires ou encore dite « séniles ») ;
- les radiodermites ;
- les cicatrices de brûlures et autres cicatrices ;
- les plaies chroniques telles que les ulcères de jambes (figure 31, cahier couleur) ;
- le lichen scléreux génital, le lichen érosif buccal ;
- certaines lésions muqueuses virales à PVH.

3. ÉTIOLOGIE

■ Le soleil

- Facteur causal principal.
- Formation de lésions précancéreuses sur la peau photo-exposée, appelées kératoses actiniques qui peuvent régresser spontanément ou au contraire se transformer en un authentique CE.

■ Les papillomavirus humains

- L'infection par ces virus prédispose aux CE des muqueuses. Ainsi, une grande majorité des cancers du col de l'utérus et de l'anus sont liés à des PVH oncogènes.
- Des PVH semblent aussi jouer un rôle dans la survenue très fréquente de CE cutanés dans la population des sujets greffés immunodéprimés et dans une maladie dont la cible génétique n'est pas encore identifiée, l'épidermodysplasie verruciforme.

- Cependant, dans ces deux dernières situations les rayons UV jouent un rôle de co-facteur important dans la genèse de ces lésions qui sont le plus souvent localisées aux zones photo-exposées.
- Chez les patients immunocompétents les PVH ne semblent pas responsables de carcinomes épidermoïdes cutanés.

■ Autres carcinogènes

- Exposition aux radiations ionisantes, ingestions chroniques d'arsenic (autrefois employé dans plusieurs préparations thérapeutiques ou pesticides et revenant actuellement sur la scène thérapeutique) et tabagisme (en particulier incriminé dans le CE de la lèvre inférieure, souvent annoncé par, ou associé à, une leucoplasie labiale).

4. DIAGNOSTIC

■ Diagnostic positif

- Lésions précancéreuses souvent préalables.
- Représente environ 1/3 des carcinomes cutanés et sa répartition selon le sexe est de 2 hommes pour une femme.
- Atteinte des muqueuses non rare.
- Lésion croûteuse, jaunâtre, indurée avec ulcération centrale (figure 32, cahier couleur). Elle peut parfois prendre un caractère végétant ou bourgeonnant (figure 33, cahier couleur).
- Le carcinome intraépithélial *(in situ)* ou maladie de Bowen est une lésion strictement limitée à l'épiderme et n'ayant pas franchi la membrane basale. Il se présente comme une macule érythémateuse rosée ou brune, bien limitée, de caractère fixe. Il s'observe sur la peau glabre et les muqueuses.

■ Diagnostic différentiel

- Kératoacanthome, tumeur cutanée le plus souvent bénigne d'évolution rapide dont l'exérèse est la règle.

5. ANATOMIE-PATHOLOGIQUE

- Prolifération de cellules de grande taille organisée en lobules ou en travées plus ou moins anastomosées, souvent mal limitées, de disposition anarchique.
- Différenciation kératinisante sous forme de globes cornés fréquente.
- Nombreuses mitoses avec atypies cytonucléaires.
- La tumeur envahit plus ou moins profondément le derme, voire l'hypoderme au sein d'un stroma inflammatoire. Le caractère peu différencié et l'existence d'un certain degré de neurotropisme sont des facteurs de mauvais pronostic. Selon le degré d'infiltration du derme et de franchissement de la membrane basale, on parle de carcinome *in situ*, de carcinome micro-invasif ou de carcinome invasif.

- Dans les cas difficiles de diagnostic différentiel on pourra s'aider des immunomarquages.

6. ÉVOLUTION, PRONOSTIC

- Facteurs pronostiques : diamètre, profondeur de l'invasion, degré de différenciation histologique, existence d'un neurotropisme, site anatomique, terrain (immunosuppression), notion de lésion récidivante.
- Évolution : infiltration soit le long des vaisseaux ou des nerfs, vers les premiers relais ganglionnaires ou dissémination hématogène jusqu'aux organes internes (poumons, foie, cerveau etc.). On recherchera donc toujours une adénopathie dans le territoire de drainage.
- Les CE muqueux (lèvres, régions ano-génitales) sont de moins bon pronostic du fait de la plus grande fréquence des extensions ganglionnaires.

7. TRAITEMENT

■ Traitement curatif de la tumeur primitive

- Choix thérapeutiques :
  - **chirurgie :** elle permet un contrôle histologique de la pièce d'exérèse et permet ainsi d'affirmer son caractère complet ou non. Les marges d'emblée sont plus larges que pour les CBC, proches du centimètre. Elle va de la simple exérèse-suture en ambulatoire à l'exérèse en deux temps avec reconstruction plastique sous anesthésie générale en fonction de l'importance du geste à réaliser ;
  - les autres méthodes :
    - elles sont schématiquement réservées à des malades inopérables ou pour certaines localisations. Il s'agit avant tout de la radiothérapie (électron– ou curiethérapie) et de la cryochirurgie (azote liquide) ;
  - la chimiothérapie :
    - intéressante dans les formes de grande taille pour réduire la masse tumorale avant l'intervention, sinon elle est surtout réservée aux formes métastatiques. Elle est avant tout basée sur l'utilisation de cisplatine.

■ Traitement des atteintes ganglionnaires

- Curage en cas d'atteinte ganglionnaire complété par une irradiation de l'aire ganglionnaire en cas d'effraction de la capsule ganglionnaire.
- Dans le cas des lésions muqueuses une exploration systématique, uni- ou bilatérale des aires ganglionnaires même en l'absence de ganglion cliniquement palpable est conseillée.

■ Traitement préventif

- Photoprotection et suivi régulier des patients à risques ainsi que sur le traitement des lésions précancéreuses.

- Développés aux dépens du kératinocyte, les carcinomes baso-cellulaires (CBC) et épidermoïdes (CE) ont une physiopathogénie et une évolutivité différentes. Leurs points communs sont leur augmentation d'incidence (rôle de l'exposition solaire répétée) et leur prise en charge avant tout chirurgicale.
- Le CBC est le plus fréquent des carcinomes épithéliaux. Son incidence augmente en fonction du phototype et de la latitude. Il ne survient pas sur une lésion précancéreuse. Il n'est pas localisé sur les muqueuses. L'évolution est lente, purement locale.
- Le CE survient souvent sur une lésion précancéreuse : kératoses photo induites, cicatrices de brûlures ou de radiodermite, plaies chroniques, états scléro atrophiques génitaux, certaines lésions muqueuses virales à HPV.

Il est potentiellement agressif (métastases ganglionnaires ou à distance).

II. LE MÉLANOME MALIN[1]

Cette tumeur maligne est développée aux dépens des mélanocytes qui fabriquent le pigment de la peau.

A. Épidémiologie

- L'incidence est estimée à 5 à 10 nouveaux cas/100 000 habitants et par an en France, et dans la plupart des pays d'Europe et double tous les 10 ans.
- De grandes différences s'observent en fonction de la latitude (soleil) et des caractéristiques ethniques des populations. Cette incidence atteint 40 nouveaux cas/100 000 habitants/an chez les blancs en Australie, alors qu'elle est très faible dans les pays ou les sujets sont noirs ou jaunes.
- Le mélanome touche tous les âges mais exceptionnellement l'enfant.
- La mortalité (1,2 à 1,5/100 000 en France) tend à augmenter moins que l'incidence, ce qui peut être attribué au diagnostic plus précoce.

1. LE RÔLE DE L'ENVIRONNEMENT : L'EXPOSITION SOLAIRE

- Le soleil est le seul facteur d'environnement impliqué dans l'épidémiologie du mélanome surtout les expositions intermittentes intenses avec coup de soleil et celles reçues dans l'enfance qui représentent de véritables marqueurs de risque.
- Toutefois le mélanome de Dubreuilh est la conséquence d'une exposition permanente.

1. Traité par Philippe CÉLÉRIER.

- À l'inverse les mélanomes des paumes et des plantes ne sont pas directement liés aux expositions solaires.

2. LA PRÉDISPOSITION FAMILIALE, LES FACTEURS GÉNÉTIQUES

Au même titre que le soleil, ils sont d'importants marqueurs de risque.

- Les antécédents personnels ou familiaux. Environ 10 % des mélanomes surviennent dans un contexte de mélanome familial, défini comme au moins 2 mélanomes sur 3 générations.
- La sensibilité au soleil (génétiquement transmise) qui s'exprime par le phototype. Les sujets à peau claire, blonds surtout roux, et ceux qui ont des éphélides sont les plus sensibles au soleil.
- La capacité à générer des **nævus** qui se traduit par le phénotype nævique, c'est-à-dire le nombre, la taille et l'aspect des nævus. Le « syndrome du nævus atypique » est défini par la présence en grand nombre de nævus ressemblant cliniquement à des mélanomes et représente l'extrême du phénotype nævique à risque.

3. LES PRÉCURSEURS

- En l'absence de méthode satisfaisante pour apprécier la fréquence des mélanomes sur nævus, on admet que la plupart des mélanomes naissent de novo, hors de tout précurseur identifiable et occasionnellement d'un nævus.
- Les nævus communs apparaissent et croissent pendant les 30 premières années de la vie et représentent l'immense majorité des « grains de beauté » de la surface cutanée. À l'âge adulte un sujet à peau claire en possède habituellement jusqu'à plusieurs dizaines, les plus petits étant désignés du terme de lentigos. Leur risque de transformation maligne est quasi nul.
- Seuls les grands nævus congénitaux ou d'apparition précoce dans la vie, qui sont exceptionnels, ont un risque de transformation relativement élevé.

B. Diagnostic

1. DIAGNOSTIC POSITIF

Le diagnostic du mélanome est anatomoclinique et l'interprétation anatomopathologique est souveraine dans l'affirmation du diagnostic, la prise de décision thérapeutique et l'évaluation du pronostic.

■ Diagnostic clinique

- Il repose sur l'analyse morphologique d'une lésion cutanée habituellement pigmentée et sur l'histoire de cette lésion rapportée par le malade, selon les règles de l'ABCDaire (figures 34 et 35, cahier couleur).

- Un mélanome se présente habituellement sous la forme :
  - d'une lésion **asymétrique** (A) ;
  - à **bords** (B) **irréguliers**, nettement délimités par rapport à la peau ambiante, souvent encochés ou polycycliques ou se prolongeant en coulées d'encre accentuant l'asymétrie de la lésion ;
  - de **couleur** (C) **inhomogène** avec des nuances variables dans les teintes du brun au noir, mais aussi des zones décolorées blanches ou inflammatoires rouges, ou cicatricielles bleutées ;
  - d'un **diamètre** (D) supérieur à 6 mm ou ayant augmenté d'après le patient ;
  - **évolutive ou extensive** (E) en permanence, changeant non seulement de taille, mais aussi de forme de couleur et de relief.
- La microscopie de surface par épiluminescence ou dermoscopie permet d'augmenter la sensibilité et la spécificité de l'examen clinique (inspection, palpation).

Diagnostic histologique

- Les mélanomes évoluent dans une première phase « horizontalement » en nappe, au-dessus de la membrane basale (phase intra épidermique) puis dans le derme superficiel (phase micro invasive), et dans une deuxième phase « verticalement » pénétrant profondément le derme (phase invasive). Le mélanome a donc en règle :
  - une composante intra épidermique faite de mélanocytes qui constituent une nappe (mélanomes lentigineux) ou des thèques (amas plus ou moins globulaires de mélanocytes) irrégulières le long de la basale, avec souvent un envahissement des couches superficielles de l'épiderme ;
  - une composante dermique invasive associée à une inflammation.
- L'examen histologique de la tumeur permet d'affirmer :
  - sa nature mélanocytaire : les mélanocytes tumoraux produisent du pigment mélanique et la formation de thèques est évocatrice. La mise en évidence du pigment mélanique, l'utilisation de marqueurs phénotypiques (protéine S100, anticorps monoclonal HMB45) peuvent être utiles dans les mélanomes peu différenciés ;
  - sa malignité, ce qui pose parfois des problèmes dans les tumeurs débutantes intra épidermiques ou dans certaines formes de nævus (nævus de Spitz, nævus de Clark) ;
  - son degré d'invasion en profondeur et de mesurer son épaisseur (indice de Breslow) qui est le principal facteur pronostique.
- Le risque métastatique est nul en phase intra épidermique, très faible en phase micro invasive, très élevé et proportionnée en phase invasive.

■ Classification anatomoclinique

La classification anatomoclinique très utilisée tente de résumer l'infinité des profils évolutifs du mélanome :

- **mélanome superficiel extensif**, (60 à 70 % des cas) d'évolution initialement horizontale, puis assez rapidement verticale (figures 34 et 35, cahier couleur) ;
- **mélanome nodulaire** (10 à 20 % des cas) d'évolution très rapidement verticale, souvent achromique et ulcéré ;
- **mélanomes lentigineux** qui ont une évolution horizontale pendant des mois et années ;
- **mélanome acral** (2 à 10 % des cas) des paumes, plantes. Au niveau des ongles il réalise une bande longitudinale pigmentée d'au moins 5 mm de largeur ;
- **mélanome de Dubreuilh** (5 à 10 % des cas) des zones cutanées atrophiques dégradées par des expositions solaires régulières pendant des décennies (visage du sujet âgé) ;
- **mélanomes des muqueuses** (tache noire plane).

2. DIAGNOSTIC DIFFÉRENTIEL

Il doit écarter les autres tumeurs noires considérablement plus fréquentes :

- les mélanoses circonscrites : taches café au lait, et éphélides du sujet roux qui sont de simples pigmentations liées à un hyperfonctionnement des mélanocytes ;
- les tumeurs épithéliales non mélanocytaires pigmentées :
  - bénignes : kératoses séborrhéiques qui répondent volontiers aux critères B et C, mais dont la surface est mate, quadrillée avec des microkystes,
  - malignes : carcinomes basocellulaires « tatoués », identifiables sur leur aspect perlé ;
- surtout les nævus (hyperplasies des mélanocytes, circonscrites et bénignes dans la peau) :
  - les nævus « cliniquement atypiques » qui répondent souvent aux critères de mélanomes débutants (A, B, C) posent un vrai problème car ils sont très fréquents. Ils sont souvent irréguliers, mais le plus souvent se ressemblent entre eux chez un même individu (petits nævus très noirs, grands nævus bruns à formes irrégulières, nævus en « œuf au plat » etc.) ;
- enfin les histiocytofibromes pigmentés caractéristiques par leur palpation en pastille ou les angiomes thrombosés qui peuvent donner le change avec un petit mélanome nodulaire.

3. CRITÈRES CLINIQUES ET HISTOPATHOLOGIQUES DU PRONOSTIC

■ Mélanome au stade de tumeur primaire

- L'épaisseur tumorale selon Breslow, est la mesure à l'oculaire micrométrique sur coupe histologique standard de l'épaisseur maximum comprise entre les cellules superficielles de la couche granuleuse épidermique et la base profonde de la tumeur. L'épaisseur est vraisemblablement une appréciation de la masse de la tumeur. Il existe une corrélation presque linéaire entre épaisseur et mortalité (< 0,75 mm, survie à 10 ans : 95 % ; > 4 mm, survie à 10 ans 50 %).

- L'ulcération (clinique ou histopathologique) a une valeur péjorative majeure.
- Le niveau d'invasion selon Clark ne semble apporter de renseignement additif au Breslow que dans les mélanomes minces : niveau I : prolifération intra épidermique ; II : atteinte du derme papillaire ; III : du derme superficiel ; IV : du derme réticulaire ; V : de l'hypoderme.
- Les aspects régressifs diminuent artificiellement l'épaisseur selon Breslow.
- Le sexe masculin, l'âge avancé, certaines topographies seraient des facteurs de mauvais pronostic.
- Le contrôle histologique du premier ganglion relais dit ganglion sentinelle identifié par méthode scintigraphique et colorimétrique est un marqueur pronostique récent extrêmement fiable. Le bénéfice en terme de survie pour le patient n'est pas démontré.
- L'étude combinée de l'ensemble des facteurs pronostiques montre globalement que l'épaisseur tumorale selon Breslow, l'ulcération et l'envahissement du ganglion *sentinelle* sont les meilleurs indicateurs, mais que le sexe, l'âge et la topographie semblent avoir un poids pronostique indépendant.

■ Mélanome au stade d'atteinte régionale ganglionnaire

- L'atteinte ganglionnaire peut demeurer infraclinique (microscopique) pendant plusieurs années avant d'être une adénomégalie tumorale.
- Des métastases (*in situ*) peuvent apparaître sur le site tumoral initial, ou entre la tumeur et le premier site ganglionnaire (métastases en transit). Les métastases viscérales surviennent le plus souvent après les tumeurs ganglionnaires régionales et peuvent toucher n'importe quel organe.
- Les marqueurs histologiques, comme le nombre de ganglions atteints, les ruptures capsulaires sont les marqueurs péjoratifs. 40 % de survie à 10 ans quand un seul ganglion est atteint et seulement 20 % quand plus de 4 le sont.

■ Mélanome au stade d'atteinte métastatique à distance

- Le pronostic est en règle très mauvais. Les patients avec métastase à distance cutanée ou ganglionnaire sans atteinte viscérale, ou avec un site métastatique viscéral unique (poumons) ont en règle une survie plus prolongée, tandis que ceux qui développent rapidement de multiples métastases viscérales, ou ont des LDH élevées, ont une survie très courte quel que soit le traitement.

C. Traitement

Le diagnostic précoce et l'exérèse correcte sont les clés du pronostic. Le traitement est avant tout chirurgical.

1. STADE DE LA TUMEUR INITIALE

- Toute lésion suspecte de mélanome doit être excisée en vue d'un examen histopathologique.
- Le premier temps est l'exérèse complète mais limitée (biopsie-exérèse), emportant la tumeur dans son entier et ses berges, et bien orientée. Une simple biopsie d'une lésion pigmentée suspecte n'est acceptable qu'en cas de lésion de grande taille dont l'exérèse totale serait délabrante.
- Le second temps chirurgical est la réalisation de marges de sécurité guidée par l'indice de Breslow :

Intra épidermique :	marge de	0,5 cm autour de la cicatrice.
< 1 mm :		1 cm
> 1 mm et < 2 mm :		2 cm
> 2 mm :		2 à 3 cm

- Aucun traitement adjuvant n'a d'effet déterminant sur le risque de récidive après cette chirurgie inaugurale.

2. STADE DE L'ATTEINTE RÉGIONALE

- En cas d'atteinte ganglionnaire, le curage est indiqué. Le traitement adjuvant (interféron alpha) est toujours discuté.
- Les nodules en transit ou *in situ* doivent faire l'objet d'une chirurgie quand elle est possible. Le traitement adjuvant est ici aussi non codifié.

3. STADE MÉTASTATIQUE

- Le traitement est palliatif. Les différentes modalités des chimiothérapies sont toutes aussi décevantes. Les autres approches thérapeutiques sont en cours d'évaluation.

D. Évolution et surveillance

- Sauf au stade de mélanome *in situ* (intra épidermique), le malade atteint de mélanome est exposé au risque de récidive, de métastases locales (« en transit ») ou régionales (ganglionnaires) et de métastases viscérales entraînant la mort. Ces modalités évolutives sont étroitement corrélées à l'indice de breslow.
- À tous les stades, il est particulièrement exposé au risque de deuxième mélanome.

- Les modalités de surveillance des malades opérés d'un mélanome primitif ont été clairement définies en France par une conférence de consensus :
  - mélanome *in situ* : surveillance clinique tous les 6 mois pendant 2 ans puis tous les ans pendant 5 ans ;
  - mélanome < 1,5 mm : surveillance clinique tous les 6 mois 10 ans puis 1 fois par an ;
  - mélanome > 1,5 : surveillance tous les 3 mois, 5 ans, puis tous les 6 mois, 5 ans, puis une fois par an.

E. Dépistage

- Le dépistage précoce est la clé du pronostic.
- Le dépistage doit être précoce pour être efficace, puisque plus un mélanome est dépisté tard plus il a de risque d'être invasif (phase verticale) et de donner des métastases.
- Les médecins doivent savoir examiner tout le tégument de leur patient. Ils doivent être formés au repérage des lésions suspectes.
- La population générale doit connaître les signes d'appel. Les campagnes d'éducation du public sont donc utiles.
- Les patients et les familles à haut risque doivent faire l'objet d'une surveillance particulière, d'un suivi médicalisé spécifique au mieux photographique et dermoscopique.
- Les campagnes d'information du public sont axées sur la prévention, par la photoprotection notamment, et sur l'autosurveillance des nævus et de toute lésion pigmentée. Les critères A, B, C et D paraissent adaptés.
- Le dépistage précoce par le corps médical passe par la connaissance des situations cliniques, dont la plupart sont classiques :
  - tache avec relief discret répondant aux critères abcde dans la plupart des mélanomes superficiels extensifs ;
  - petit nodule répondant aux critères C et E dans les mélanomes nodulaires ;
  - nappe irrégulière du visage chez un sujet âgé répondant aux critères abcd dans le mélanome de dubreuilh.

CHAPITRE 17[1] ➤ ULCÉRATION OU ÉROSION DES MUQUEUSES ORALES ET/OU GÉNITALES

Cette question est dominée par :

- le risque de méconnaître une maladie bulleuse qui sur les muqueuses se présente toujours comme une érosion ;
- l'importance des maladies sexuellement transmissibles (MST) quand il s'agit de lésions génitales.

L'orientation diagnostique suppose donc de savoir reconnaître la véritable lésion initiale qui, si elle n'est pas l'érosion ou l'ulcération peut être aussi diverse qu'une vésicule, une bulle, un érythème caustique, un aphte ou une lésion inflammatoire ou tumorale. L'anamnèse et l'examen clinique, préalables à des explorations paracliniques sélectives éventuelles, restent donc la clé du diagnostic.

I. DÉFINITION

- Érosion : une perte de substance superficielle, épithéliale, mettant plus ou moins à nu la partie superficielle du chorion. Elle est souvent post-vésiculeuse, post-bulleuse ou post-traumatique et guérit généralement sans cicatrice.
- Une ulcération, plus profonde, intéresse le chorion moyen et profond avec des risques de cicatrice.
- Le nom de chancre est réservé à une érosion ou ulcération de nature infectieuse provoquée par la pénétration d'un microbe spécifique (tréponème, bacille de Ducrey).

II. STRATÉGIE

A. Interrogatoire

- L'âge.
- Antécédents personnels (facteurs de contact, épisodes antérieurs similaires, possibilité de MST, voyages, prise médicamenteuse).

1. Question n° 343 du programme officiel. (Hervé MAILLARD)

- Signes fonctionnels (douleur ou prurit).
- Signes associés éventuels (complication uro-génitale, adénopathies douloureuses on non) doivent être précisés.
- Durée et l'évolution (aiguë ou chronique), récurrences.

B. Examen clinique

- La lésion elle-même est caractérisée :
  - par son caractère primaire ou secondaire (succédant à une autre lésion) ;
  - par son caractère souple ou induré, inflammatoire ou non, nécrotique ou non, infecté (suintement, pus) ou non ;
  - par sa topographie, sa taille et son nombre : l'examen des autres muqueuses et de tout le tégument est requis.
- L'examen général est dirigé par l'anamnèse et l'aspect lésionnel, vers la recherche d'adénopathies, d'une affection uro-génitale, de lésions ORL ou de toute symptomatologie associée suggestive d'un tableau infectieux ou syndromique.

C. Examens complémentaires

- Prélèvements locaux dans une hypothèse infectieuse : examen direct (en particulier microscope à fond noir pour un chancre syphilitique) et cultures (virologique, bactériologique), au besoin sur une adénopathie satellite.
- Examen cytologique (cyto-diagnostic) ou histologique (biopsie) avec éventuellement examen en immunofluorescence directe.
- Sérodiagnostics d'infections bactériennes ou virales : en dehors du sérodiagnostic de la syphilis, ils sont demandés au cas par cas, en fonction du diagnostic envisagé.

D. Diagnostic étiologique

- Il est essentiel de ne pas méconnaître une lésion extrinsèque simplement provoquée, traumatique ou caustique.
- Si ce n'est pas le cas, l'orientation étiologique se fait dans deux directions sensiblement différentes selon la topographie orale ou génitale et selon le profil évolutif (aigu ou chronique) des lésions, la chronicité imposant en règle générale une biopsie.

III. LES LÉSIONS DE LA MUQUEUSE BUCCALE OU ORALE

A. Aphtes

- Ulcérations de petite taille, uniques ou multiples, à fond jaune cerné d'un bord rouge, non indurées, évoluant en huit à dix jours, fréquentes sur la muqueuse buccale, mais parfois bipolaires oro-génitales avec possibilité de variantes (aphtes nécrotiques ou géants).
- L'aphtose idiopathique bénigne est la forme la plus fréquente avec souvent réactivation par certains contacts alimentaires (agrumes, tomate, noix, gruyère).
- Le caractère bipolaire d'une aphtose (oro-génitale) impose de rechercher des éléments suggestifs d'une maladie de Behçet (aphtes plus graves, pseudofolliculites cutanées, hypersensibilité aux points d'injection, uvéite antérieure, atteinte neurologique ou articulaire, phlébite superficielle, terrain génétique HLA B5).

B. Ulcérations traumatiques ou chimiques

- Souvent uniques et douloureuses, elles sont envisagées sur l'aspect (contours géographiques, nécrose jaunâtre), la topographie et l'anamnèse (prothèse inadaptée, traumatisme dentaire, hygiène bucco-dentaire agressive, contact caustique). Les ulcérations traumatiques ou chimiques doivent guérir en 8 à 15 jours après suppression de la cause : en l'absence de guérison, le passage à la chronicité doit faire suspecter un phénomène d'entretien, par complication infectieuse, ou un carcinome.
- Un contexte psychologique peut faire évoquer une lésion artificielle provoquée par un pathomime : de telles lésions sont plus fréquentes sur la muqueuse génitale.

C. Ulcérations virales (post-vésiculeuses)

1. HERPÈS

- Cause virale la plus fréquente.
- Érosion polycyclique qui succède à un bouquet de vésicules sur une base érythémateuse. L'évolution est suintante et douloureuse, parfois croûteuse ou aphtoïde accompagnée parfois d'adénopathies satellites et d'un fébricule.
- Gingivo-stomatite fébrile érosive : primo-infection herpétique.
- Récurrences : érosions récidivant au même site et en particulier sur la lèvre sous l'effet de facteurs déclencheurs (épisodes d'affections

fébriles, exposition solaire, stress, menstruation) En cas de doute, le diagnostic est assuré formellement par la recherche du virus en culture (résultat en 24 à 48 heures) qui permet de préciser la souche en cause : HSV1 étant plutôt impliqué dans les lésions buccales et HSV2 dans les lésions génitales. Le sérodiagnostic (IgM) n'a d'intérêt que pour la primo-infection.

2. AUTRES INFECTIONS VIRALES

Elles peuvent induire des érosions ou ulcérations buccales qui ne sont en général pas au premier plan.

■ Varicelle et zona

- Lésions similaires à celles de l'herpès mais plus étendues, endo-jugales, d'évolution aphtoïde pour la varicelle, ou avec regroupement lésionnel sur le territoire muqueux des nerfs V (trigéminé), VII (facial) ou glossopharyngien (IX) en accompagnement d'un zona cutané.

■ Infection à virus Coxsackie

- Pharyngite vésiculeuse (dite « herpangine ») avec dysphagie fébrile par atteinte des muqueuses postérieures de la bouche (Coxsackie du groupe A) ou syndrome mains-pieds-bouche associant des vésicules buccales (due à Coxsackie A16), à des vésicules oblongues des mains, des pieds et parfois des fesses dans un contexte de fièvre.

■ Primo-infection à VIH

- Exceptionnellement, des érosions buccales suggèrent une primo-infection à VIH : les lésions sont aphtoïdes et accompagnent un exanthème morbilliforme (diagnostic sur le contexte, avec demande d'antigénémie).

■ Candidoses

- Les candidoses peuvent s'exprimer par des érosions douloureuses recouvertes d'un enduit blanchâtre sur zone inflammatoire étendue : de telles lésions imposent de rechercher un facteur favorisant local ou général (déficit immunitaire, diabète). Il faut se garder d'un diagnostic par excès : *Candida albicans* n'est en fait souvent qu'un opportuniste devenu secondairement pathogène sur une lésion érosive primitive.

D. Infections bactériennes

- Les infections à germes banals peuvent induire des ulcérations muqueuses chroniques voire extensives en cas de déficit immunitaire et s'accompagnent d'adénopathies satellites. Les principales causes infectieuses spécifiques sont du domaine des MST (syphilis, chancre mou) et sont beaucoup plus habituelles sur les muqueuses génitales (cf. *infra*).

- Les lésions ulcéro-nécrotiques et les gangrènes aiguës à germes anaérobies sont d'évolution délabrante et sont plutôt observées en topographie génitale que buccale.

E. Lésions post-bulleuses

- Toute lésion érosive persistante ou récidivante peut être la conséquence d'une nécrose épithéliale intervenant dans le cadre d'une toxidermie, d'un érythème polymorphe ou d'une maladie bulleuse autoimmune.

F. Les maladies bulleuses auto-immunes

- Les lésions muqueuses peuvent être le mode de début plus ou moins étendu (érosion isolée ou stomatite érosive) d'une maladie bulleuse cutanéo-muqueuse auto-immune dont le diagnostic repose sur la clinique, la biopsie (clivage interkératinocytaire ou sous-épithélial) et la recherche d'anticorps, circulants ou fixés, anti-ICS (substance intercellulaire) ou anti-zone de la membrane basale des épithéliums malpighiens (pemphigoïde bulleuse).
- La plus fréquente des causes est le pemphigus, maladie cutanéo-muqueuse à bulles flasques par clivage inter-kératinocytaire (ou acantholyse).

G. L'érythème polymorphe et le syndrome de Stevens Johnson (figure 36, cahier couleur)

- Ces dermatoses aiguës érythémato-bulleuses, parfois récidivantes, peuvent être de localisation muqueuse prédominante. Les lésions muqueuses sont douloureuses, souvent d'évolution érosive aphtoïde.
- En cas d'atteinte muqueuse grave, la cause est surtout médicamenteuse (toxidermie aux sulfamides, AINS, antibiotiques, barbituriques).
- L'érythème polymorphe post-herpétique donne plus souvent des formes moins graves, de topographie labiale et en tout cas plus limitées avec des récurrences plus fréquentes. Il s'accompagne de lésions cutanées en cocardes.

H. Causes néoplasiques

- Des stomatites érosives surviennent au cours d'hémopathies à la suite d'agranulocytoses (stomatite avec pseudomembranes), de chimiothérapies (ADRIAMYCINE®, METHOTREXATE®) ou du fait de localisations lymphomateuses érosives spécifiques.

- Une ulcération buccale chronique et indolore doit faire évoquer un carcinome spinocellulaire ulcéré : la lésion est indurée, saigne au contact et peut survenir sur un terrain particulier (lésion pré-carcinomateuse leucoplasique ou lichen érosif) avec influence de cofacteurs (mauvaise hygiène bucco-dentaire, alcoolo-tabagisme).

I. Causes dermatologiques inflammatoires peu fréquentes

- Le lichen érosif se caractérise par des lésions douloureuses des muqueuses jugales et linguales survenant sur un réseau blanchâtre.
- La maladie de Crohn peut s'exprimer par des ulcérations inflammatoires aphtoïdes, buccales ou péri-anales.

J. Lésions des muqueuses génitales

- Elles ont les mêmes causes que les lésions buccales (aphtes, infections, maladies bulleuses et érosions physiques ou caustiques par topiques locaux inappropriés) mais avec une fréquence dominante des MST.

K. La syphilis

- Le chancre syphilitique d'inoculation apparaît trois semaines après le contage : c'est une érosion propre et bien limitée, indurée, indolore, parfois multiple avec possibilité d'autres localisations (buccale ou anale). Sa sémiologie peut être modifiée par une surinfection (chancre mixte avec bacille de Ducrey) ou par une évolution nécrotique ou inflammatoire. Il s'accompagne d'adénopathies indolores dans les formes non compliquées.
- Le diagnostic est confirmé par l'examen du frottis au microscope à fond noir et par le sérodiagnostic FTA (le plus précoce, dès le 5e jour), puis TPHA et VDRL.
- Des lésions érosives génitales et buccales apparaissent en phase tardive : les plaques muqueuses buccales dites « plaques fauchées » accompagnent des lésions cutanées parfois papulo-érosives génitales et péri-anales riches en tréponèmes.

L. Le chancre mou

- C'est un chancre inflammatoire non induré de présentation infectieuse à enduit sanieux cerné de jaune et de rouge, avec des ganglions inflammatoires. Le chancre survient très vite après le contage (5e jour). *Hæmophilus ducreyi* est à rechercher sur le chancre ou dans les ganglions.

- L'épidémiologie de cette infection par le bacille du Ducrey, dans un contexte de prostitution portuaire ou de contamination sous les tropiques, impose de rechercher la co-infection avec la syphilis.

M. La maladie de Nicolas et Favre

- Rare, cette maladie liée à *Chlamydia trachomatis* (sérotype L1 à L3) commence parfois par un petit chancre éphémère, associé à des adénopathies multiples inflammatoires à tendance fistuleuse où le prélèvement bactériologique mettra en évidence les *Chlamydiae*. Le sérodiagnostic en immuno-fluorescence sera positif.

N. La donovanose

- C'est une infection due à une klebsielle, plus rare encore, d'origine spécifiquement tropicale.

O. Ulcération génitale extensive et rebelle de l'immunodéprimé

- Une telle ulcération doit faire évoquer une infection opportuniste ou une autre cause inhabituelle qui imposeront frottis et biopsie. Le terrain immunodéprimé favorise aussi une présentation atypique de lésions plus habituelles : herpès chronique, surinfection candidosique, syphilis, infection à germe banal.

- L'érosion et l'ulcération sont des lésions élémentaires de diagnostic clinique, de causes très diverses.
- L'aphte est une forme particulière d'ulcération buccale caractérisée par son fond jaunâtre et son halo inflammatoire rouge.
- Une ulcération buccale chronique et indolore doit faire éliminer un carcinome épidermoïde.
- Une ulcération traumatique disparaît en 8 à 15 jours après suppression de la cause.
- Une ulcération ou une érosion génitale récente doit faire chercher une maladie sexuellement transmissible.
- L'herpès génital est une cause fréquente d'érosions génitales.
- Le chancre syphilitique est caractérisé par une ulcération indolore et indurée.

• **Aphtes**
• **Traumatiques ou chimiques**
• **Infectieuses :** – virales : herpès, varicelle, zona, virus Coxsackie (syndrome mains-pieds-bouche) – VIH (primoinfection) – mycosiques : candidose (souvent opportuniste) – bactériennes : MST (syphilis, chancre mou), *gingivostomatite à anaérobies, rares*
• **Maladies bulleuses :** – bulloses autoimmunes : pemphigus, pemphigoïde cicatricielle, rare – érythème polyforme majeur (herpès, mycoplasme...) – syndrome de Stevens Johnson, médicamenteux
• **Carcinome épidermoïde** ulcéré
• **Agranulocytose** (hémopathies, chimiothérapie)
• **Causes inflammatoires :** – aphtose bipolaire (maladie de Behçet) – lichen érosif – maladie de Crohn

Tableau I. Ulcération ou érosions buccales

• **Causes infecteuses :** • **MST :** – herpès – syphilis (chancre d'inoculation, plaques fauchées de la période secondaire) – chancre mou (bacille de Ducrey) – maladie de Nicolas et Favre (*Chlamydia trachomatis*) rare – donovanose (rare) – **candidose érosive** primitive ou opportuniste – **infection opportuniste chez l'immunodéprimé :** ulcère rebelle des mycoses (cryptococcose, histoplasmose), mycobactériose, infection à germe banal
• **Causes traumatiques et caustiques**
• **Causes toxiques (topique) et érythème polymorphe** • **Maladies inflammatoires :** – lichen érosif – aphtose bipolaire • **Maladies bulleuses autoimmunes :** – pemphigus • **Néoplasie** (carcinome spinocellulaire) : – ulcération chronique

Tableau II. Ulcération ou érosions génitales

CHAPITRE 18[1] ➤ ULCÈRE DE JAMBE

Module 9 : Athérosclerose – Hypertension – Thrombose

L'ulcère de jambe se définit comme une perte de substance cutanée chronique sans tendance spontanée à la cicatrisation. Il ne s'agit pas d'une maladie en soi mais de la complication d'une maladie vasculaire sous-jacente souvent ancienne ou grave qui règle le pronostic et la conduite thérapeutique. L'ulcère de jambe, très fréquent, est invalidant et à l'origine de très nombreuses hospitalisations.

I. ÉTIOLOGIES

A. Maladies du contenant

- Insuffisance veineuse (60 %).
- Artérite.
- Mixte.
- Angiodermite nécrotique : microangiopathie non inflammatoire associée à un infarcissement artériolaire.

B. Maladie du contenu

- Vascularite.
- Embolies de cristaux de cholestérol.
- Cryoglobulinémie.
- Syndromes myéloprolifératifs.
- Drépanocytose.
- Prise d'HYDREA®.
- Infections : leishmaniose cutanée, syphilis...

1. Question n° 137 du programme officiel. (Hervé MAILLARD)

II. PRISE EN CHARGE

A. Examen clinique

- Terrain, antécédents.
- Rechercher les prises médicamenteuse.
- Description des ulcères :
  - nombre ;
  - taille ;
  - localisation ;
  - bords : bien limités, livédoïdes ;
  - aspect de la peau péri-ulcéreuse : macérée ou inflammatoire, ecématisée.
- Rechercher des signes d'insuffisance veineuse, un lymphœdème.
- État vasculaire.
- État somatique général.

B. Examens complémentaires

Au minimum :

- NFS, plaquettes ;
- glycémie ;
- VS, CRP ;
- Doppler artériel et/ou veineux des MI, à la recherche de syndrome post-phlébitique et d'incontinence ;
- pas de prélèvement bactériologique systématique, car les antibiotiques locaux exposent à des résistances et à des allergies de contact.

III. COMPLICATIONS

A. Chronicité et récidive

B. Hémorragie

- Survient souvent dans le cadre d'ulcères veineux. Elle est spectaculaire mais une simple compression prolongée est généralement suffisante pour la traiter.

C. Eczématisation

- Fréquente dans les ulcères de jambe en raison du grand nombre de produits topiques utilisés dans cette affection chronique. Elles se manifestent sous forme d'un érythème vésiculeux, prurigineux, limité au début à la zone d'application du produit mais pouvant diffuser à distance par la suite

D. Surinfection

- Bactériennes : érysipèle, fasciite nécrosante.
- Tétanos.

E. Transformation carcinomateuse

IV. PRISE EN CHARGE DES 3 GRANDS TYPES D'ULCÈRES

A. Ulcère veineux (figure 37, cahier couleur)

1. TERRAIN

- Femme > homme.
- Antécédents de thrombo-phlébites.

2. CLINIQUE

- Ulcère en général unique de grande taille.
- Siège habituel : sus-malléolaire interne ou externe.

3. EXAMENS COMPLÉMENTAIRES : DOPPLER VEINEUX

- Recherche :
  - un syndrome de reflux superficiel, signant la présence de varices, précisant le niveau de fuite le plus haut situé et la topographie des perforantes ;
  - un syndrome de reflux profond, synonyme de syndrome post-phlébitique ;
  - un syndrome obstructif profond, témoin d'un processus thrombotique ancien et mal reperméabilisé ou récent, signe d'une phlébite aiguë.

4. TRAITEMENT

- Contention pour limiter le reflux par un effet mécanique : bandes amovibles ou inamovibles, bas de contention, bandes multi-couches permettant une contention-compression (PROFORE®).

- Sclérothérapie : indiquée dans les reflux courts et chez les malades âgés pour lesquels la chirurgie est contre-indiquée.
- Chirurgie : d'autant plus indiquée que le reflux est long, le calibre des varices important et le sujet jeune.
- Veinotoniques et crénothérapie = traitements d'appoint.
- Rééducation de la marche et mobilisation de l'articulation tibio-tarsienne pour la vidange de la pompe veineuse du mollet et de la semelle veineuse plantaire.

La prévention est celle de la maladie post-phlébitique : traitement correct des thromboses, reconnaissance des sujets à risque et des situations à risque.

B. Ulcère artériel (figure 38, cahier couleur)

1. TERRAIN

- Tabagisme.
- HTA.

2. CLINIQUE

- Ulcère unique ou souvent multiple, à l'emporte-pièce.
- Topographie suspendue ou distale (orteils).
- Douleur intense.
- Douleur de décubitus, claudication intermittente.
- Peau péri-ulcéreuse lisse, froide, dépilée.
- Abolition d'un ou plusieurs pouls périphériques.

3. EXAMENS COMPLÉMENTAIRES

- L'échographie-Doppler montre le niveau et le type des lésions et permet de mesurer l'indice de pression résiduel (= pression tibiale postérieure/pression humérale ; normal = 1 à 1,3). L'étude de l'aorte abdominale va rechercher un anévrisme, source possible d'embols vasculaires.
- L'artériographie précise le siège de l'oblitération, sa longueur, dépiste des plaques athéromateuses susceptibles d'emboliser et sera indispensable à la décision opératoire.
- La mesure de la PO2 transcutanée est un bon reflet de l'oxygénation de la peau. Sa mesure est prise en compte dans la décision et le niveau d'une éventuelle amputation.

4. TRAITEMENT

- Arrêt du tabac.
- Le traitement médical est représenté par les vasodilatateurs et les analogues de la prostacycline.

- Le traitement chirurgical fait appel aux techniques de désobstruction, de pontage, de sympathectomie.
- Les indications chirurgicales sont prises en fonctions des résultats des examens radiologiques.
- La prostacycline est indiquée en cas d'ischémie grave avec contre-indication chirurgicale.

C. Angiodermite nécrotique (figure 39, cahier couleur)

1. TERRAIN FAVORISANT

- Diabète.
- HTA.
- Notion de traumatisme du membre inférieur souvent retrouvé.

2. CLINIQUE

- Micro-angiopathie.
- Ulcère de la face antéro-externe de la jambe, superficiel, extensif, très douloureux.
- Aspect violacé, livédoïde de la peau péri-ulcéreuse, témoignant de l'obstruction artériolaire.

3. TRAITEMENT

- Antalgiques.
- Autogreffes cutanées en pastilles ou en filet qui permettent la sédation de la douleur et de limiter l'évolutivité (figure 40, cahier couleur).

V. TRAITEMENT LOCAL DE L'ULCÈRE

Il comprend trois phases :

- la phase de détersion (mécanique, au bistouri) ou chimique ;
- la phase de bourgeonnement ;
- la phase de réépithélialisation.

À chaque stade la réalisation des soins locaux.

A. Hydrocolloïdes

1. COMPOSITION

- Support et masse adhésive, absorbante.
- Carboxyméthylcellulose (CMC).
- Propriétés d'élasticité, d'extensibilité, de conformabilité, de résistance et de perméabilité.
- Pansements **semi-perméables** = imperméables.

2. INDICATIONS

- Hydrocolloïdes opaques : traitement de l'ulcère **faiblement exsudatif et non infecté,** à tous les stades hormis la rougeur persistante.
- Formes minces ou transparentes : stades de rougeur persistante ou d'épidermisation.

3. MODE D'ACTION

- Formation d'un milieu chaud et humide (cicatrisation dirigée).
- Formation d'un gel qui permet de réguler les exsudats.
- Avec le temps, les propriétés du pansement se modifient. Il devient plus perméable et moins adhésif.
- À saturation, le pansement se dissout ou gonfle (formation de bulles) selon la nature de ses constituants.

4. MODE D'UTILISATION

- Laver la plaie.
- Appliquer directement la plaque sur la plaie en dépassant de 3 cm sur la peau périphérique.
- Changer une à trois par semaine selon le volume d'exsudats (apparition de bulles ou délitement du pansement).

- Une forte odeur peut apparaître lors du retrait en dehors de toute infection. Elle ne doit pas inquiéter et disparaît au nettoyage.
- Des résidus de gel peuvent persister dans la plaie.

5. PRÉSENTATIONS

- Ils existent sous forme :
  - de plaques opaques de différentes tailles : 10 x 10, 15 x 15 ou 20 x 20 cm ;
  - de plaques extra-minces ou transparentes ;
  - de pâte pour les plaies creusées.
- Certaines formes sont bordées ou adaptées aux localisations sacrées (triangle inversé) pour un meilleur maintien.

  Exemples : ALGOPLAQUE®, DUODERM®, COMFEEL®, ASKINA BIOFILM®...

B. Alginates

1. COMPOSITION

- Polysaccharides extraits d'algues brunes (*Laminaria*...).

2. INDICATIONS

- Escarre **très exsudative et infectée**, à tous les stades.
- Propriété hémostatique pour la prise en charge des plaies hémorragiques.

3. MODE D'ACTION

- Fort pouvoir absorbant.
- Formation d'un gel au contact des exsudats.
- Échange ionique entre pansement et environnement libérant des ions calcium activateurs de nombreux systèmes cellulaires :
  - activation des plaquettes et de la cascade de coagulation ;
  - activation des macrophages...

4. MODE D'UTILISATION

- Nettoyer la plaie.
- Appliquer directement la plaque ou la mèche de façon à tapisser la totalité de la surface, en laissant déborder.
- Nécessité d'un pansement secondaire.
- Changer le pansement quotidiennement selon l'importance des exsudats.
- Humidifier la plaque ou la mèche facilite son retrait si celle-ci est adhérente.

5. PRÉSENTATIONS

- Ils existent sous forme :
  - de plaques de différentes tailles : 10 x 10, 15 x 15 ou 10 x 20 cm... selon les fournisseurs ;
  - de mèches (30 cm environ) pour les plaies creuses.
    Exemples : ALGOSTÉRIL®, COMFEEL SEASORB®, URGOSORB®...

C. Hydrofibres

Pansements constitués de fibres non tissées de CMC pur (hydrocolloïdes).

1. INDICATIONS

- Plaie très exsudative.

2. MODE D'ACTION

- Formation d'un gel cohésif au contact des exsudats.

3. MODE D'UTILISATION

- Identique à l'utilisation des alginates.

4. PRÉSENTATIONS

- Compresses et mèches.
  Exemple : AQUACEL®.

D. Hydrogels

1. COMPOSITION

- À base de pectine, de polysaccharides ou de carboxyméthylcellulose, les hydrogels sont avant tout principalement constitués d'eau (au moins 75 %).

2. INDICATIONS

- Plaies sèches ou peu exsudatives en phase de détersion (nécrose).

3. MODE D'ACTION

- Relargage d'eau au niveau de la plaie favorisant ainsi son hydratation et la lyse.

4. MODE D'UTILISATION

- Nettoyer la plaie.
- Déposer une couche épaisse d'hydrogel directement sur la plaie.
- Recouvrir d'un pansement secondaire non absorbant type film transparent ou hydrocolloïde de façon à ne pas absorber l'eau du pansement.
- Changer le pansement tous les jours au début du traitement puis tous les 2 à 3 jours jusqu'à ramollissement de la plaque de nécrose.

5. PRÉSENTATIONS

- Ils existent sous forme :
  - de tubes d'environ 25 g disposant pour certains d'un système applicateur ;
  - des plaques existent également (cependant l'apport d'eau reste inférieur à celui du gel).
    Exemples : PURILON®, INTRASITE GEL®, DUODERM HYDROGEL®, NU-GEL®...

E. Hydrocellulaires

1. COMPOSITION

- Structures multicouches dont le constituant principal est du polyuréthane hydrophile :
  - une couche interne dite de transfert au contact de la plaie ;

– une couche centrale constituée d'une mousse de polyuréthane et/ou d'une compresse non tissée absorbante ;
– une couche externe imperméable.

2. INDICATIONS

- Plaies exsudatives de la fin de la phase de détersion à la fin du bourgeonnement.

3. MODE D'ACTION

- Haut pouvoir absorbant (jusqu'à dix fois leur poids).
- Contrairement aux hydrocolloïdes, ils ne se gélifient et ne se délitent pas.

4. MODE D'UTILISATION

- Nettoyer la plaie au sérum physiologique.
- En cas de pansement non adhésif, recouvrir d'un pansement secondaire (exemple : film transparent).
- Laisser le pansement en place jusqu'à 7 jours selon l'importance des exsudats.

5. PRÉSENTATIONS

- Ils existent sous forme :
  – de plaques adhésives ou non de différentes tailles : 10 x 10, 10 x 20 ou 20 x 20 cm ;
  – de coussinets sphériques ou cylindriques.
- Certaines formes sont adaptées aux localisations sacrées (triangle inversé) ou talonnières pour un meilleur maintien.

  Exemples : TIELLE®, ALLEVYN®, BIATAIN®, COMBIDERM®, MEPILEX®, ASKINA TRANSORBENT®...

F. Pansements au charbon

1. COMPOSITION

- Couche de charbon associé ou non à des métaux aux propriétés bactériostatiques (cuivre, argent).

2. NDICATIONS

- Plaies malodorantes et/ou surinfectées.

3. MODE D'ACTION

- Propriétés **adsorbantes** permettant de piéger les odeurs et les germes.

- Les métaux comme l'argent ou le cuivre possèdent des propriétés bactériostatiques.
- Certains sont associés à des composants comme des alginates qui leur confèrent un pouvoir absorbant.

4. MODE D'UTILISATION

- Nettoyer la plaie au sérum physiologique.
- Appliquer la compresse sèche ou humidifiée au sérum physiologique.
- Recouvrir d'un pansement secondaire type compresse ou pansement américain + sparadrap.
- Changer le pansement tous les 24 à 48 heures.

REMARQUE : les compresses type ACTISORB PLUS® ne peuvent être découpées.

5. PRÉSENTATIONS

- Ils existent sous forme de compresses de différentes tailles : 10 x 10, 10 x 20 cm...

G. Films adhésifs transparents

1. COMPOSITION

- Films de polyuréthane semi-perméables, non absorbants et transparents ce qui permet un contrôle visuel de la plaie.

2. INDICATIONS

- Protection d'une lésion de stade 1 en cas de frottement inévitable (attelles, orthèses...).
- Pansement secondaire pour la fixation de pansement non adhésif type hydrogel.

3. MODE D'UTILISATION

- La technique de pose est variable selon le fabricant, certains vont disposer de cadre de pose rendant plus facile la mise en place.

4. PRÉSENTATIONS

- Plaques de différentes tailles : 5 x 5 cm, 10 x 10 cm...
  Exemples : TEGADERM®, DERMAFILM®, OPSITE®, VISULIN®...

H. Tulles et interfaces

1. COMPOSITION

- Tulles : supports à larges mailles imprégnés de corps gras inerte type vaseline ou paraffine.

REMARQUE : certains peuvent contenir du baume du Pérou, produit très allergisant.

D'autres vont être imprégnés d'antiseptiques (ex. : Bétadine TULLE®), d'antibiotique (ANTIBIOTULLE®), ou de corticoïdes (ex. : CORTICOTULLE®).

- Interfaces : pansements à petites mailles également imprégnés de substance inerte type vaseline ou silicone. Les derniers contiennent de la CMC.

2. INDICATIONS

- Phase de réépithélialisation.

3. MODE D'ACTION

- Les tulles, famille de pansement plus ancienne, sont moins utilisés aujourd'hui en raison du risque d'arrachage des bourgeons pénétrant dans les mailles larges lors du retrait.
- Le CORTICOTULLE® lui sera utilisé pour le traitement des hyper-bourgeonnements mais est allergisant.
- Les petites mailles des interfaces permettent la préservation des bourgeons naissants mais présentent comme les tulles l'inconvénient de ne pas être absorbants. Ces pansements ne sèchent pas et ne collent pas.

4. MODE D'UTILISATION

- Nettoyer la plaie au sérum physiologique.
- Appliquer le pansement.
- Recouvrir d'un pansement secondaire type compresse ou pansement américain + sparadrap.
- Changer le pansement tous les 1 à 2 jours.

5. PRÉSENTATIONS

- Ils existent sous forme de plaques de différentes tailles : 5 x 5, 10 x 10, 10 x 40 cm environ.

  Exemples : ADAPTIC®, JELONET®, VASELITULLE®, MEPITEL®, URGOTUL®, PHYSIOTULLE®.

I. Autres pansements

1. PANSEMENTS OSMOTIQUES

- Leur pouvoir osmotique leur confère un pouvoir de détersion important. Ils sont principalement représentés par le dextranomère (DÉBRISAN®).
- Ils sont appliqués en couche épaisse sur la plaie après nettoyage au sérum physiologique.
- Leur principal inconvénient réside dans le fait qu'il nécessite de refaire souvent le pansement (2 fois/jour).

2. ENZYMES

- Faible demi-vie nécessitant des renouvellements fréquents et douloureux du pansement.
- Agressifs pour la peau saine périlésionnelle.

  Exemple : ELASE®.

J. Acide hyaluronique

1. PRÉSENTATION – SPÉCIALITÉS

- Polysaccharide présent dans la peau. Sous l'influence des facteurs de croissance, il est synthétisé par les fibroblastes et favorise l'action des kératinocytes.
- HYALGIN® (acide hyaluronique + alginate), HYALOFILL-F® (feuille), HYALOFILL-R® (mèches), HYALOGRAN®, JALOSKIN®, IALUSET® (crème, compresses).

2. ACTION

- Constitue la charpente de la matrice extracellulaire et de l'angiogénèse. Pouvoir de détersion, de granulation, d'épidermisation.

3. COÛT

- Très coûteux (de 45 à 60 euros la boite de 10 feuilles) ; seul IALUSET® est remboursé.

K. Facteurs de croissance

- REGRANEX® = PDGF.
- Facteur de stimulation des fibroblastes.
- AMM : plaies chroniques du pied diabétique.
- Forme gel : 375 euros le tube, remboursé (ordonnance exceptionnelle).

L. Substituts cutanés

- INTEGRA®, DERMAGRAFT®.
- Matrice de régénération dermique : matrice poreuse entrecroisée de collagène (couche dermique) + chondroïtine + silicone (couche épidermique).
- Matrice biodégradable favorisant la régénération de tissus dermiques.
- EPIBASE® : greffes de kératinocytes autologues mis en culture :
  - permet de multiples poses de greffons.

Aspect de la plaie	Indications thérapeutiques
Nécrose noire et sèche	Hydrogel Enzymes
Fibrine ou nécrose humide	Hydrocolloïde Hydrogel si peu exsudatif Alginate si très exsudatif Hydrofibre si très exsudatif Enzymes Acide hyaluronique
Plaie creuse	Alginate mèche Hydrofibre mèche Hydrocolloïde pâte Hydrocellulaire en coussinet
Plaie très exsudative	Alginate Hydrofibre Hydrocellulaire
Plaie bourgeonnante	Hydrocellulaire Hydrocolloïde Alginate
Plaie superficielle ou dermabrasion, brûlure superficielle, site d'honneur de greffe	Hydrocolloïde Hydrocellulaire Alginate Film Tulle et interface Acide hyaluronique
Plaie malodorante	Pansements au charbon
Plaie infectée	Alginate Hydrofibre Pansement au charbon pas d'antiseptiques locaux (destruction des bactéries à pouvoir de détersion) Pas d'antibiotiques généraux (développement des bactéries multi-résistantes)

Tableau I. Conduite à tenir

◆ Table des matières ◆

◆ Index ◆

Achevé d'imprimer en février 2004
dans les ateliers de Normandie Roto Impression s.a.s.
61250 Lonrai
N° d'impression : 040181
Dépôt légal : février 2004

Imprimé en France